Heilpflanzen für ein starkes Immunsystem

Wie Sie mit der Kraft der Natur die Abwehrkräfte stärken

Dr. rer. medic. Nadine Berling

Remote Verlag
www.remote-verlag.de

Bibliografische Information der Deutschen Nationalbibliothek

Die Deutsche Nationalbibliothek verzeichnet diese Publikation in der Deutschen Nationalbibliografie; detaillierte bibliografische Daten sind im Internet über http://dnb.dnb.de abrufbar.

Für Fragen und Anregungen:
info@remote-verlag.de

ISBN Print: 978-3-948642-36-5
ISBN E-Book: 978-3-948642-37-2

Originalausgabe
Erste Auflage 2021
© 2021 by Remote Verlag, ein Imprint der Remote Life LLC, Oakland Park, US

Projektleitung: Nico Hullman
Manuskriptbearbeitung: Katrin Gönnewig, Nina Blank
Umschlaggestaltung: Wolkenart - Marie-Katharina Becker, www.wolkenart.com
Abbildungen im Innenteil: © Dr. rer. medic. Nadine Berling
Satz und Layout: Melvyn Paulino

Abonnieren Sie unseren Newsletter unter: www.remote-verlag.de

Haftungsausschluss:

Die Verwendung der Informationen in diesem Buch und die Umsetzung derselben erfolgt ausdrücklich auf eigenes Risiko. Verlag und Autor können für etwaige Unfälle und Schäden jeder Art, die sich bei der Verwendung der Rezepte und Anwendungsmöglichkeiten ergeben (z. B. aufgrund fehlender Sicherheitshinweise), aus keinerlei Rechtsgrund die Haftung übernehmen. Haftungsansprüche gegen Verlag und Autor für Schäden jeglicher Art, die durch die Nutzung oder Nichtnutzung der Informationen bzw. durch die Nutzung fehlerhafter und/oder unvollständiger Informationen verursacht wurden, sind ausgeschlossen. Folglich sind auch Rechts- und Schadenersatzansprüche ausgeschlossen. Der Inhalt dieses Werkes wurde mit größter Sorgfalt erstellt und überprüft. Verlag und Autor übernehmen keine Haftung für die Aktualität, Richtigkeit und Vollständigkeit der Inhalte des Buches, ebenso nicht für Druckfehler. Es kann keine juristische Verantwortung sowie Haftung in irgendeiner Form für fehlerhafte Angaben und daraus entstandenen Folgen vom Verlag bzw. Autor übernommen werden.

Der Inhalt darf nicht mit medizinischer oder psychologischer Hilfe verwechselt werden. Bei Vorliegen von schweren Krankheiten sollte ärztlicher Rat eingeholt werden.

Für die Inhalte von den in diesem Buch abgedruckten Internetseiten sind ausschließlich die Betreiber der jeweiligen Internetseiten verantwortlich. Verlag und Autor haben keinen Einfluss auf Gestaltung und Inhalte fremder Internetseiten. Verlag und Autor distanzieren sich daher von allen fremden Inhalten. Zum Zeitpunkt der Verwendung waren keinerlei illegalen Inhalte auf den Webseiten vorhanden.

Inhaltsverzeichnis

Über dieses Buch

Der Bedeutung eines starken Immunsystems für eine gute Gesundheit sind sich Menschen weltweit bewusst. Durch die Corona-Pandemie hat das Thema jedoch an Relevanz gewonnen und hält uns Menschen tagtäglich vor Augen, wie wichtig ein intaktes und starkes Immunsystem ist.

Denn wer unter geschwächten Abwehrkräften leidet, bekommt nicht selten einen Infekt nach dem nächsten. Eine nicht vollständig auskurierte Erkältung, Nasennebenhöhlenentzündung oder Blasenentzündung sind hierfür mögliche Gründe. Auf Dauer kommt es dadurch nicht nur zur Senkung der Lebensqualität, sondern auch die Anfälligkeit für weitere Erkrankungen nimmt zu.

Es gibt aber auch bestimmte Krankheiten, die oft mit einem geschwächten Immunsystem einhergehen wie z. B. Diabetes, Adipositas und die chronisch obstruktive Lungenerkrankung (COPD). Auch sie steigern die Gefahr dafür, dass sich Krankheitskeime leichter ansiedeln und ausbreiten können.

Die gute Nachricht ist, dass die bislang genannten Personengruppen durch geeignete medikamentöse Behandlungen, die richtige Ernährung und den individuell geeigneten Lebensstil etwas gegen das geschwächte Immunsystem unternehmen können.

Für Menschen mit Autoimmunerkrankungen, Allergien und bestimmten Krebserkrankungen gilt dies nur mit Einschränkung: Die Zellen ihres Immunsystems werden im Körper fehlgeleitet und sie reagieren „unangemessen" auf bestimmte Allergene. Das Ergebnis sind z. B. lokale oder systemische Entzündungen, Hautausschläge und im schlimmsten Falle tritt ein lebensbedrohlicher anaphylaktischer Schock ein. Menschen mit Autoimmunerkrankungen und Krebskrankheiten nehmen sogar oftmals Medikamente ein, die das Immunsystem unterdrücken: Nur so wird ihre Grunderkrankung in Schach gehalten.

AN WEN SICH DIESES BUCH RICHTET

Dieses Buch wurde für Menschen geschrieben, die ihr Immunsystem natürlich mit Heilpflanzen stärken möchten und wissen wollen, wie sie diese richtig anwenden. Eingeteilt sind die Heilpflanzen in solche, die das Immunsystem direkt beeinflussen und solche, die das Immunsystem entlasten. Ein Beispiel für eine Heilpflanze, die die Aktivität des Immunsystems anregt, ist der Prärie-Igelkopf. Die Zaubernuss hingegen entlastet das Immunsystem, weil sie Entzündungen abmildert. Entzündungen lösen immer eine Reaktion des Immunsystems aus. Auch werden Sie in diesem Buch eine Reihe pflanzlicher Antibiotika und Adaptogene finden: Pflanzliche Antibiotika regen das Immunsystem nicht an, entlasten es aber, weil sie die Vermehrung von Krankheitskeimen bremsen. Adaptogene erhöhen die Widerstandsfähigkeit des Körpers und der Psyche gegenüber Stress. Einige Adaptogene wie die Taigawurzel aktivieren das Immunsystem, andere z. B. der Rosenwurz nicht.

Dieses Buch zielt außerdem darauf ab, den persönlichen Wissensschatz über die Aufgaben und Funktionsweisen des Immunsystems auszubauen sowie die wichtigsten Grundlagen über die Phytotherapie (Heilpflanzenkunde) kennenzulernen.

ZUM AUFBAU DIESES BUCHS

Daher finden Sie im ersten Teil dieses Buches viele Basisinformationen über die Entwicklung der Heilpflanzenkunde, und Sie erfahren, was die Erfahrungsmedizin von der sogenannten „rationalen Phytotherapie" unterscheidet. Nachfolgend lesen Sie das Wichtigste über den Aufbau und die Funktion des Immunsystems. Diesen Informationen folgt ein Exkurs zu den Themen Ernährung, Lebensweise und deren Auswirkungen auf das Immunsystem. Abschließend stelle ich Ihnen weitere wichtige Grundlagen zur richtigen Anwendung von Zubereitungen mit Heilpflanzen vor.

Der zweite Teil dieses Buches ist den Heilpflanzen gewidmet, die das Immunsystem aktivieren oder entlasten. In den insgesamt 25 Heilpflanzenportraits erfahren Sie Wissenswertes über die jeweilige Pflanze und weshalb sie für ein starkes Immunsystem von Bedeutung ist. Diese Informationen schließen das Wissen über die wichtigsten Inhaltsstoffe und deren Wirkweisen mit ein. Zudem finden Sie zahlreiche Informationen über Studienergebnisse zu den Heilpflanzenwirkstoffen.

Ein weiterer Schwerpunkt in den Pflanzenportraits liegt auf der richtigen Anwendung. Sie erhalten Informationen darüber, für welche Anwendungsgebiete die jeweilige Heilpflanze von Experten aus Wissenschaft und Forschung empfohlen werden, in welcher Form diese einsetzbar ist und in welcher Dosierung. Zudem stelle ich Ihnen einige Beispielpräparate vor, die aktuell (November 2020) auf dem deutschen Markt erhältlich sind. Zum Ende jedes Pflanzenportraits finden Sie außerdem Warnhinweise, denn Heilpflanzen sind Arzneimittel und können wie alle Medikamente Nebenwirkungen oder Wechselwirkungen haben. Auch gibt es einige Heilpflanzen, die für bestimmte Personengruppen nicht geeignet sind, etwa weil ihr Immunsystem aufgrund einer Erkrankung nicht angeregt werden darf.

Wie Sie die einzelnen Heilpflanzen richtig einsetzen, wie lange Sie diese einnehmen sollten und in welcher Form, erfahren Sie im dritten Teil dieses Buches.

Die meisten Heilpflanzen eigenen sich zum Einsatz als Hausmittel. Daher finden Sie im dritten Teil dieses Buches zahlreiche Rezeptvorschläge mit Heilpflanzen, die das Immunsystem aktivieren oder entlasten.

Da viele Heilpflanzen gleichzeitig Medikamente und Lebensmittel sein können, werden Sie zudem viele Informationen und praktische Tipps zur Prophylaxe, Regeneration, Beschwerdelinderung und Heilung zwischen Medizin und Ernährung finden.

Zum Schluss des Vorwortes noch ein Hinweis: Ich benutze wegen der besseren Lesbarkeit in diesem Buch in der Regel nur die weibliche oder männliche Form. Selbstverständlich schließe ich damit aber immer alle Geschlechter ein.

In diesem Sinne wünsche ich Ihnen eine spannende Lesezeit und das Beste für Ihre gute Gesundheit.

Ihre
Dr. Nadine Ber

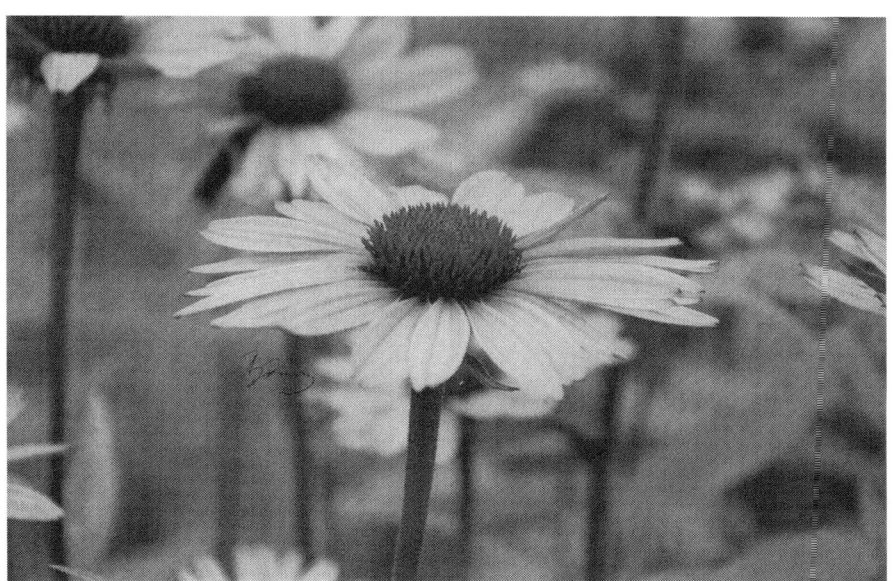

Purpursonnenhut (Echinacea purpurea)

1 Teil: Heilpflanzen für das Immunsystem – Verwendung und Wirkung

Heilpflanzen aktivieren die Abwehrkräfte, trainieren das Immunsystem, fördern die Selbstheilungskräfte und lindern die Symptome von Infekten. Sie helfen dabei, die Gesunderhaltungskräfte in unserer stressigen Lebenswelt zu beleben. Auch bei der Bekämpfung von krankmachenden Bakterien, Viren und Pilzen sind Heilpflanzen wertvolle Unterstützer. Ihre Wirksamkeit fußt auf wissenschaftlichen Erkenntnissen. Sie sind ein Glück für die Gesundheit und die Herausforderungen unserer Lebenswelt.

Heilpflanzenkunde: Anwendung und Wirkung

Heilpflanzen werden in allen Medizinsystemen der Welt traditionell angewendet. Ihr Einsatz dient der Vorbeugung, Linderung oder Heilung von Krankheiten. In der modernen Medizin bilden sie zusammen mit anderen Therapieverfahren eine bedeutsame Säule bei der Erhaltung und Wiederherstellung der Gesundheit: Sie unterstützen die Abwehrkräfte, wehren Krankheitskeime ab und fördern die Selbstheilungskräfte.

Ob Schnupfen, Hautentzündung oder Zahnweh: Heilpflanzen wurden zu allen Zeiten gegen gesundheitliche Beschwerden auf allen Kontinenten eingesetzt. Hinzu kommt, dass über die Jahrtausende gesehen kaum andere Behandlungsmöglichkeiten zur Verfügung standen. Denn erste moderne Medikamente in Form von Tabletten, Kapseln und Tropfen mit einer garantierten Menge an wirksamen Inhaltsstoffen sind erst seit dem 20. Jahrhundert erhältlich. Die meisten dieser Medikamente entstammten damals Naturstoffen, wie Heilpflanzen, Tieren und Mikroorganismen. Das wohl bekannteste Beispiel ist die Entdeckung vom Penicillin im Jahr 1928 durch den schottischen Arzt und Mikrobiologen Alexander Fleming (1881–1955). Bei Penicillin handelt es sich um Schimmelpilze aus der Kategorie *Penicillium*. Diese Schimmelpilze hinderten im Reagenzglas *Staphylokokken*-Bakterien am Wachstum, sodass sie abstarben. In den 1940er-Jahren gelang es, nach und nach das Penicillin in standardisierten und großen Mengen herzustellen. Es rettete und rettet weiterhin vielen Menschen mit Infektionskrankheiten das Leben.

MEDIKAMENTE AUS NATURSTOFFEN

Auch das leicht entzündungshemmende Medikament (Aspirin®) mit dem Inhaltsstoff *Acetylsalicylsäure* wurde aus einem Naturstoff entwickelt: Ähnliche Substanzen kommen im Mädesüß (*Filipendula ulmaria*) vor. Sie lindern Schmerzen und werden beispielsweise bei Schnupfen und Infekten der Atemwege eingesetzt.

Bis heute werden Medikamente aus Naturstoffen entwickelt und hergestellt. Ihre Anzahl wurde aber in den vergangenen Jahrzehnten immer weniger: Momentan werden rund 70 % aller Medikamente synthetisch hergestellt. Daneben gibt es eine weitere Medikamentengruppe, die in den letzten Jahren von zunehmender Bedeutung ist. Es handelt sich um biotechnologisch hergestellte Eiweißstoffe zum Beispiel aus Bakterien, Früchten und Milch, die gentechnisch abgeändert sein können. Sie werden auch als Biologika bezeichnet. Biologika werden in der Therapie von Menschen mit schweren Krankheiten des Immunsystems, Entzündungskrankheiten und Krebs eingesetzt.

HEILUNG DURCH DIE RICHTIGE BEHANDLUNG

Das bedeutet aber nicht, dass die Therapie mit Heilpflanzen in der Behandlung von Krankheiten ihren Stellenwert verloren hat. Eher das Gegenteil ist der Fall: In jüngster Zeit kommen Naturstoffe wie Heilpflanzen wieder vermehrt zum Einsatz – sei es als alleiniges Mittel zur Stärkung des Immunsystems oder zur Vorbeugung von Infekten. Auch bei leichten bis mittelschweren Infekten, wie zum Beispiel einer Nasennebenhöhlenentzündung, Lippenherpes oder Schnupfen, kommen Heilpflanzen oft als alleinige Therapiemaßnahme zum Einsatz. Zudem sind sie bei häufig wiederkehrenden Infekten gut geeignet, etwa bei ständigen Blasenentzündungen oder Erkältungen. Bei schweren und akuten Erkrankungen sind Heilpflanzen in der Regel nicht für die alleinige Behandlung geeignet, da ihre Wirkkraft zu schwach ausgeprägt sein kann. In diesem Fall können sie aber andere Therapien unterstützen: Wenn Ihr Immunsystem beispielsweise durch Keime in den Atemwegen stark gefordert ist und eine Lungenentzündung besteht, ist die Einnahme eines Antibiotikums oft unerlässlich. Heilpflanzenstoffe unterstützen die Behandlung, indem sie die Vermehrung von Bakterien und Viren bremsen, antientzündlich wirken und so die Abheilung fördern. Auch bei Beschwerden anderer Organe können Heilpflanzen die Arbeit des Immunsystems unterstützen oder die Selbstheilungskräfte aktivieren.

KRANKHEITEN BEI DENEN DAS IMMUNSYSTEM RUHE BRAUCHT

Allerdings gibt es auch Krankheiten, bei denen eine Beeinflussung des Immunsystems nicht erwünscht ist. Dies ist beispielsweise bei akuten Krebskrankheiten und aufgeflammten Autoimmunerkrankungen der Fall. Bei diesen Erkrankungen sind spezielle medikamentöse Therapien erforderlich. Werden zusätzlich zu den Therapien spezielle Inhaltsstoffe von Heilpflanzen eingesetzt, kann der Behandlungserfolg beeinträchtigt oder sogar ganz ausgehebelt werden. Aus diesem Grund ist es wichtig, den Beipackzettel von pflanzlichen Medikamenten und Heilpflanzentees genau zu lesen.

Es ist zwar richtig, dass Heilpflanzen oft weniger Nebenwirkungen und andere unerwünschte Eigenschaften haben als synthetische Medikamente. Heilpflanzen sind allerdings ebenfalls Medikamente, oder genauer gesagt, ihre Inhaltsstoffe haben medizinische Wirkungen. Dieser Fakt schließt ein, dass auch ein Heilpflanzentee oder pflanzliche Tropfen Nebenwirkungen oder Wechselwirkungen mit anderen Medikamenten haben können.

Jahrtausendealtes Heilpflanzenwissen – Erfahrungen und Traditionen

In allen Kulturen rund um den Globus erfolgte der therapeutische Einsatz von Heilpflanzen über Jahrtausende durch die Beobachtungsgabe und Erfahrung von heilkundigen Personen und Laien. Dieses Wissen wurde von Generation zu Generation oder von Lehrerin zu Schülerin weitergegeben. Aus diesem Grund gibt es viele Heilpflanzen, die in der Volksheilkunde traditionell angewendet werden und für die es keine wissenschaftlichen Untersuchungen zur Wirksamkeit bei dem benannten Anwendungsgebiet gibt. Ein Beispiel hierfür ist das Eisenkraut: Es wird in der Volksmedizin gegen rheumatische Beschwerden angewendet. Wissenschaftlich anerkannt ist diese Wirkung nicht. In Kombination mit anderen Heilpflanzen ist das Eisenkraut aber für die Behandlung von Nasennebenhöhlenentzündungen zugelassen.

Heilpflanzenwissen fürs Volk

Volksmedizin ist ein Sammelbegriff für das überlieferte Wissen über Krankheiten und Behandlungen in der nichtärztlichen Bevölkerung. Dieses Wissen wird mündlich oder schriftlich weitergegeben und schließt die Anwendung von Heilpflanzen mit ein. Viele der volksmedizinischen Überlieferungen haben ihren Ursprung im Mittelalter.

Bei dem Einsatz von Heilpflanzen ist es also wichtig, zwischen überliefertem und wissenschaftlich anerkanntem Wissen zu unterscheiden.

Um beim Beispiel Eisenkraut zu bleiben, werden Ärztinnen und Heilpraktiker die Heilpflanze bei rheumatischen Beschwerden möglicherweise nicht empfehlen, weil der wissenschaftliche Beweis für die Wirksamkeit aussteht.

Das bedeutet aber trotzdem nicht, dass das Eisenkraut in jedem Fall bei rheumatischen Erkrankungen nutzlos ist. Das Fehlen von wissenschaftlichen Beweisen bedeutet lediglich, dass keine oder keine ausreichenden wissenschaftlichen Untersuchungen zur Wirksamkeit vorhanden sind. Mit anderen Worten: Der volksmedizinische Einsatz von Heilpflanzen schließt deren Wirksamkeit nicht aus. Diese ist nur nicht erforscht und kann damit weder belegt noch widerlegt werden.

Klostermedizin und kräuterkundige Gelehrte

Wegbereiter für die moderne Heilpflanzentherapie waren in Europa heilkundige Mönche und Nonnen, die im Kloster die Krankenversorgung übernahmen. Eine der bekanntesten Persönlichkeiten ist die Äbtissin und Kräuterkundlerin Hildegard von Bingen (1098–1179). Sie dokumentierte das vorhandene Wissen über Krankheiten und deren Therapie in Büchern, deren Inhalte bis heute eine Relevanz haben. Ein Schwerpunkt lag damals auf den Einsatzbereichen von Heilpflanzen und deren Anwendung. Dementsprechend hat die Äbtissin zahllose Rezepte und Anleitungen für den richtigen Einsatz der Pflanzen aufgeführt. Zudem erkannte sie schon damals, dass die Ernährung und die Lebensweise wichtige Rollen in der Prophylaxe und Behandlung von Krankheiten haben. Vieles von dem dokumentierten Wissen der Hildegard von Bingen ließ sich fast ein Jahrtausend später wissenschaftlich belegen. Es gibt aber auch Annahmen, die sich bei der Überprüfung als falsch erwiesen haben.

Die heilige Hildegard von Bingen ist mit Sicherheit eine der prominentesten Persönlichkeiten in der Geschichte der Klostermedizin im deutschsprachigen Raum. Neben ihr gab es zudem viele heilkundige Mönche und Nonnen, die den Menschen zu einer besseren Gesundheit verholfen oder sie geheilt haben.

WUNDÄRZTE: DIE HANDWERKER UNTER DEN HEILERN

Im Jahr 1130 untersagte die katholische Kirche den Mönchen und Nonnen die Ausübung der Heilkunde. Der Grund hierfür war deren Doppeltätigkeit: Die Kirche war der Meinung, dass sich geistliche Personen ausschließlich auf den Glauben und das Seelenheil der Menschen konzentrieren sollten. Dies schloss die Ausübung von medizinischen Behandlungen im Kloster aus. So entstanden über die Jahre neue Berufszweige, wie die der Bader und Wundärzte. Ihre Tätigkeit wurde der Berufsgruppe der Handwerker zugeordnet. Bader waren zumeist als fahrende Heiler und Chirurgen tätig. Wundärzte behandelten oft äußere Verletzungen und führten den Aderlass durch. Während in Salerno in Süditalien die erste medizinische Universität bereits im 9. Jahrhundert gegründet wurde, öffnete die erste medizinische Ausbildungsstätte in Deutschland erst im Jahre 1386 ihre Pforten, im österreichischen Wien ein paar Jahre früher, im Jahr 1365. Allerdings war die medizinische Ausbildung damals mit der heutigen nicht zu vergleichen: Operationen am Herzen werden beispielsweise erst seit dem 19. Jahrhundert mit Erfolg durchgeführt. Im Orient waren die heilkundigen Gelehrten schon weiter. So verfügte der persische Arzt Avicenna bereits im 12. Jahrhundert Wissen über die Durchführung einer Operation, etwa bei einem grünen Star.

Medizin vom Dach der Welt

Die Tibetische Medizin ist bis heute eine Klostermedizin. Sie kann aber auch ausserhalb von Klöstern von Lehrer zu Schülerin, in Universitäten oder Medizinschulen studiert werden. Für die Vorbeugung und zur Behandlung von Krankheiten bilden Heilpflanzen die Basis. Sie werden zum Beispiel bei akuten Erkältungen, Entzündungen und wiederkehrenden Infekten angewendet.

ADERLASS UND BRECHMITTEL

In Europa behandelten Ärzte, Bader und andere medizinische Berufsgruppen die Menschen bis in die Neuzeit nach den Grundsätzen der Humoralpathologie, die auch als Vier-Säfte-Lehre bekannt ist. Die Humoralpathologie hat ihre Ursprünge in der Antike in der Zeit um 400 vor Christus. Sie besagt, dass Krankheiten durch ein Ungleichgewicht, eine fehlerhafte Zusammensetzung oder eine Schädigung der Körpersäfte ausgelöst werden. Zu diesen werden gelbe und schwarze Galle, Blut und Schleim gezählt. Ein gängiges therapeutisches Mittel war damals der Aderlass, um die Körpersäfte wieder ins Gleichgewicht zu bringen und die Heilung zu fördern. Der Aderlass erfolgte auch bei Krankheiten bei denen das Immunsystem beteiligt ist, wie zum Beispiel bei Fieber. Weiterhin wurden oft Brech- und Abführmittel eingesetzt. Der Zweck war derselbe. Erst im 19. Jahrhundert änderte sich das Verständnis über die Entstehung und Behandlung von Krankheiten nach und nach: Die moderne Medizin entstand.

ERFAHRUNG UND NACHWEISPRINZIP

Neben den gängigen Behandlungsmethoden wie Aderlass und Abführen stand den heilkundigen Personen damals ein reichhaltiges Repertoire an Heilpflanzen, Metallen und tierischen Substanzen für die Behandlung zur Verfügung. Je nach Stand des persönlichen Wissens und der Verfügbarkeit von Heilpflanzen, wurden Menschen zum Beispiel bei Entzündungen mit Naturstoffen behandelt. Während sich einige Ärzte und Bader gut mit dem Umgang von Heilpflanzen auskannten, wagten sich andere heilkundige Personen mit großem Mut zur Lücke an die Behandlung von Krankheiten heran. Die Folgen waren nicht selten Vergiftungen oder Verschlechterungen der Krankheitssymptome. Viele Patienten verstarben aufgrund von Behandlungsfehlern und schlechter Hygiene.

Zwar kommen Behandlungsfehler in der Medizin auch heute noch. Im Unterschied zu damals ist das Wissen aber viel besser dokumentiert und zugänglich. Empfiehlt eine Heilpraktikerin oder ein Arzt heute die Einnahme von Weidenrindentee bei Fieber und Schmerzen, dann liegen detaillierte Erkenntnisse zu den Chancen der Beschwerdelinderung vor, ebenso wie Dosierungsangaben in jedem Alter, mögliche Nebenwirkungen und Wechselwirkungen.

Die moderne Heilpflanzentherapie – Die rationale Phytotherapie

Mit dem Aufkommen der modernen Medizin wuchsen zeitgleich die Erkenntnisse zur Therapie mit Heilpflanzen. Die heutige moderne Heilpflanzentherapie, rationale Phytotherapie oder kurz Phytotherapie genannt, hat den Anspruch, dieselben Anforderungen an die medikamentöse Therapie zu erfüllen wie synthetisch hergestellte Medikamente und Biologika.

BEOBACHTUNG UND WIRKSAMKEITSÜBERPRÜFUNG

Die Heilpflanzentherapie kann auf eine lange Geschichte zurückblicken. Außerdem gibt es eine scheinbar unüberschaubare Auswahl an Pflanzen mit medizinischen Wirkungen. Dadurch erfolgt die Überprüfung der Wirksamkeit von Heilpflanzen bei bestimmten Beschwerden zumeist in umgekehrter Reihenfolge wie dies bei synthetischen Medikamenten und Biologika der Fall ist. So beobachteten die amerikanischen Ureinwohner beispielsweise, dass die Einnahme von Sonnenhutextrakten die Entstehung von Atemwegserkrankungen verhindern oder reduzieren können. Heute gilt die vorbeugende und therapeutische Wirkung von Purpursonnenhutkraut als wissenschaftlich belegt. Extrakte aus der Heilpflanze sind für diese Anwendungsgebiete ein allgemein medizinisch anerkanntes Arzneimittel. Synthetische Medikamente und Biologika hingegen werden entwickelt, um eine spezielle Erkrankung zu verhindern, zu heilen oder die Symptome der Krankheit abzumildern. Zufallserkenntnisse wie bei der Entdeckung vom Penicillin, sind heute eher selten.

Die Beobachtung und Anwendung der Heilpflanze bildeten demnach den ersten Schritt in der Erprobung der Therapie. Darauf folgten verschiedene wissenschaftliche Untersuchungen am Menschen, die das Erfahrungswissen der amerikanischen Ureinwohner bestätigten.

Medizinisch anerkannte versus traditionelle Heilpflanzentherapie

In der Europäischen Union (EU) wurde ein zweistufiges Bewertungssystem zum Stand der Forschung und der Bewertung der Wirksamkeit von Heilpflanzen und Präparaten eingeführt. Diese Bewertung erfolgt im Auftrag der Europäischen Arzneimittelagentur (EMA) durch Experten aus verschiedenen Fachrichtungen wie Pharmakologie, Toxikologie und Medizin. Dieses Bewertungssystem ist wichtig zu kennen, um erkennen zu können, ob die Wirksamkeit eines Heilpflanzenpräparats wissenschaftlich belegt oder die Wirksamkeit plausibel ist oder die Extrakte aus der Heilpflanze bei bestimmten Beschwerden nicht helfen.

Damit Bestandteile von Heilpflanzen wie Flohsamenschalen und Präparate aus Heilpflanzen wie Presssaft, Tropfen, Tabletten oder Tee in der EU als allgemein medizinisch anerkannte Arzneimittel eingestuft werden, müssen bestimmte Kriterien erfüllt sein: Sie müssen wie jedes Arzneimittel ein reguläres Zulassungsverfahren nach § 21 Arzneimittelgesetz (AMG) durchlaufen. Jedes Verfahren gilt jeweils nur für ein bestimmtes Anwendungsgebiet, zum Beispiel für die Behandlung von Erkältungen. Erfolgreich durchlaufen haben dieses Zulassungsverfahren zum Beispiel das Purpursonnenhutkraut und die Indischen Flohsamenschalen. Beide Heilpflanzen werden zudem seit mindestens zehn Jahren in einem Land der EU therapeutisch eingesetzt und fachlich anerkannte Dokumentationen liegen vor: Beides sind Kriterien, die vorliegen müssen, wenn eine Heilpflanze als allgemein medizinisch anerkanntes Arzneimittel eingestuft werden soll. Zudem fordert die EMA mindestens eine Studie am Menschen mit einer hohen Aussagekraft.

Die meisten Heilpflanzen und Heilpflanzenzubereitungen sind in der EU allerdings als traditionelles Arzneimittel im Handel erhältlich. Ein traditionelles Arzneimittel wird in einem Land der EU seit mindestens 15 Jahren medizinisch angewendet, ohne dass Gefahren für die Gesundheit auftraten. Zudem muss die Wirksamkeit plausibel sein. Damit ist gemeint, dass Erkenntnisse aus Labor- und Tierstudien darauf hinweisen, dass ein Heilpflanzenpräparat gegen bestimmte Beschwerden hilft. Die Zulassung als traditionelles Arzneimittel erfolgt auch, wenn erst kleine Studien mit wenigen Teilnehmerinnen vorliegen oder die Studienergebnisse nicht klar erkennen lassen, ob die Heilpflanze zuverlässig gegen eine Beschwerde hilft oder der Aufbau von Studien am Menschen sehr unterschiedlich ist. Letzteres ist beispielsweise beim Rosenwurz der Fall. Die Heilpflanze fördert unter anderem die Wiederherstellung der Gesundheit nach Krankheiten. Da aber die Dosierungen in den verschiedenen Studien am Menschen unterschiedlich waren, zeigten die Heilpflanzenextrakte in einigen Studien Erfolg, in anderen nicht. Die EMA hat daraufhin entschieden, Zubereitungen aus dem Rosenwurz solange als traditionelles Arzneimittel einzustufen, bis klare Beweise vorliegen, die für oder gegen die Wirksamkeit sprechen.

HEILPFLANZENWISSEN VON DER WHO

Wegen der Vielzahl an Heilpflanzen wurden nicht alle Heilpflanzen von der EMA bewertet. Es gibt aber weitere Fachgesellschaften, wie zum Beispiel die Weltgesundheitsorganisation (WHO) und der europäische Dachverband der Gesellschaften für Phytotherapie (ESCOP), die die Studiensituation über Heilpflanzen auswerten, zusammenfassen und teils kostenfrei, teils kostenpflichtig im Internet zur Verfügung stellen. Mehr dazu erfahren Sie unter www.euro.who.int/de und www.escop.com.

STUDIENERGEBNISSE LIEFERN WICHTIGE EINBLICKE

Zwar liegen bereits zu mehreren Hundert Heilpflanzen Bewertungen zu deren Wirksamkeit vor. Bei zahlreichen Pflanzen, die beispielsweise in Südamerika, in China oder in Indien wachsen und eingesetzt werden und die hierzulande erst seit weniger als zehn bzw. fünfzehn Jahren eingesetzt werden, fehlen jedoch häufig Informationen und Bewertungen von Experten. Hier gibt es die Möglichkeit, sich über die Ergebnisse von Studien zu informieren. Gut geeignet sind beispielsweise Review-Artikel oder Meta-Analysen: Sie liefern einen guten Überblick über den Stand der Forschung und vergleichen die Ergebnisse von Studien. Die Auseinandersetzung mit dem Thema zahlt sich aus, denn bei Beschwerden rund um das Immunsystem sollten vermeidbare Risiken in jedem Fall umgangen werden. Dazu zählen das Ausbleiben einer Wirkung und unerwünschte Wirkungen ebenso wie mögliche Schädigungen der Gesundheit.

Integrative Medizin – Moderne Medizin und Phytotherapie

Die integrative Medizin kombiniert das Wissen aus Schulmedizin und Komplementärmedizin. Die Komplementärmedizin ist ein Sammelbegriff für diagnostische Methoden und Behandlungen, wie Naturheilverfahren, Osteopathie und Akupunktur. Sie soll die Schulmedizin unterstützen. In einigen Fällen kann sie zudem schulmedizinische Therapien ersetzen. Dies kann beispielsweise bei wiederkehrenden leichten Blasenentzündungen der Fall sein: Die Einnahme von Kapuzinerkresse und Meerrettichwurzel kann denselben Effekt erzielen wie die Langzeittherapie mit einem synthetischen Antibiotikum.

BEHANDLUNGSERFOLG DURCH RICHTIGE KOMBINATION

Menschen, die auf der Suche nach medizinischen Behandlungen als eine Kombination aus Schulmedizin und Naturheilkunde waren, hatten es in der Vergangenheit oft schwer, eine Ärztin zu finden, die das Wissen beider Fachgebiete miteinander kombiniert und anwendet. Für den Hilfe suchenden Menschen bedeutet dies häufig die Entscheidung der Inanspruchnahme schulmedizinischer ODER naturheilkundlicher Therapien, etwa durch einen Heilpraktiker. Entscheidet sich ein Patient beispielsweise sowohl für ein vom Arzt verordnetes synthetisches Medikament UND ein von der Heilpraktikerin empfohlenes pflanzliches Arzneimittel, dann wissen beide Behandler oft nichts von der jeweils anderen Therapie: Dies kann Nachteile für Behandler und Patienten gleichermaßen nach sich ziehen, insbesondere wenn der gewünschte Behandlungserfolg ausbleibt oder sich der gesundheitliche Status verschlechtert.

WECHSELWIRKUNGEN BEACHTEN

Denn ein Problem, das durch die Einnahme von verschiedenen Medikamenten entstehen kann, sind mögliche Wechselwirkungen und Interaktionen. Ein Beispiel hierfür ist die Einnahme der afrikanischen Pelargonienwurzel, besser bekannt als Umckaloabo. Der Pflanzenextrakt kommt traditionell zur Behandlung von Erkältungen zum Einsatz. Menschen, die bestimmte blutgerinnungshemmende Medikamente einnehmen, sollten bei gleichzeitiger Einnahme die Blutgerinnung überwachen lassen: Es ist nicht ganz klar, ob der Pflanzenextrakt die Blutgerinnung beeinflusst.

Medizinerinnen und Heilpraktiker, die beide Verfahren miteinander kombinieren und das Wissen aus Schul- sowie Komplementärmedizin zusammenführen und anwenden, arbeiten nach den Grundsätzen der Integrativen Medizin: Sie setzen schulmedizinische Behandlungen dort ein, wo sie notwendig sind und verordnen zusätzlich komplementärmedizinische Therapien, wenn sie dem Patienten nachweislich helfen. Manchmal kommen komplementärmedizinische Behandlungsmethoden auch ohne schulmedizinische Therapien zum Einsatz.

Evidenzbasierte Medizin – Beweisgestützte Therapien

Ein wichtiger Aspekt bei der Anwendung von Heilpflanzen ist die Beweislage zur Effektivität der Therapie. Dies wird durch die Evidenzbasierte Medizin gewährleistet, kurz EbM. Die EbM lässt sich als beweisgestützte Medizin definieren. Ärzte, Heilpraktikerinnen und andere medizinische Berufsgruppen nutzen die EbM für die medizinische Versorgung von Patientinnen, um auf dem aktuellen Stand des Wissens, die bestmöglichen und wirksamsten Therapien anzuwenden. Ist ein Mensch beispielsweise häufig von Lippenherpes betroffen, kann ein Medikament mit Extrakten aus Melissenblättern ebenso gut helfen wie ein synthetisches Arzneimittel. Der Behandler und der Patient können sich in diesem Fall je nach Vorliebe für ein pflanzliches oder ein synthetisches Medikament entscheiden.

Was das Immunsystem ist und wie es aufgebaut ist

Das Immunsystem ist für die Abwehr von Krankheitskeimen, Giftstoffen und entarteten Zellen unerlässlich. Es sorgt auch dafür, dass Menschen manchen Krankheiten gegenüber immun werden. Bestimmte Heilpflanzen beeinflussen das Immunsystem direkt, indem sie spezielle Abwehrzellen aktivieren. Andere Pflanzenstoffe entlasten die Abwehrkräfte, indem sie Krankheiten vorbeugen, Beschwerden abmildern oder deren Heilung fördern. Dadurch können die Abwehrzellen ungehindert ihre Arbeit verrichten.

Das Immunsystem ist ein Verteidigungsnetzwerk und setzt sich aus verschiedenen Zellen (weißen Blutkörperchen) sowie löslichen Eiweißstoffen zusammen. Sie werden in unterschiedlichen Organen gebildet und sind auf eine enge Zusammenarbeit angewiesen.

Im engeren Sinne wird das Immunsystem in zwei Systeme eingeteilt:

• das unspezifische Immunsystem
• das spezifische Immunsystem

Ein bedeutsamer Schlüssel für intakte Immunabwehr ist das Lymphsystem. Dort entwickeln und reifen alle Blutzellen heran. Die Lymphe ist die Flüssigkeit, die durch das Lymphsystem strömt. Sie ist ein Beförderungsmittel für bestimmte Abwehrzellen, zum Beispiel die Leukozyten. Zusätzlich spielen auch die Schleimhäute und die Haut eine Rolle bei der Immunabwehr: Sie sind die erste Verteidigungsschranke gegen Krankheitskeime, vor allem Viren. Zusätzlich verfügt die Oberhaut über eigene Abwehrzellen. Tiefere Hautschichten sind von einem feinen Netz aus Blut- und Lymphgefäßen durchzogen. Intakte Schleimhäute und eine unversehrte Haut sind demnach für ein starkes Immunsystem unerlässlich. Andersherum betrachtet beeinflusst der Gesundheitszustand die Schleimhäute und die Haut ebenfalls maßgeblich. Denn befinden sich Krankheitskeime, Schadstoffe oder entartete

Zellen im Körper, dann können sie ebenfalls über Blut- und Lymphbahnen transportiert werden und so die Haut von innen heraus beeinflussen.

Die Schleimhäute und Haut: Erste Schranke für Krankheitskeime

Egal ob durch Niesen, Husten oder beim Sprechen: zahllose Krankheitskeime wie Erkältungsviren und SARS-CoV-2 werden durch sogenannte Tröpfcheninfektionen übertragen. Werden sie eingeatmet, dann treffen sie auf die erste Abwehrschranke des Körpers: die Schleimhäute. Gleiches gilt, wenn die Keime über Schmierinfektionen in die Atemwege gelangen. Gesunde, intakte Schleimhäute lassen Keime leichter abperlen, denn sie liefern weniger Anheftungs- oder Angriffsfläche. Sind die Schleimhäute hingegen wund und gereizt, so haben es Krankheitskeime viel leichter anzudocken, sich einzunisten und sich zu vermehren. Dies trifft übrigens nicht nur auf Atemwegserreger zu, sondern auch auf andere Schleimhäute, etwa im Darm oder in den Harnwegen. Viele Pflanzenwirkstoffe zielen daher darauf ab, die Barrierefunktion der Schleimhäute zu stärken. So können sie bis zu einem gewissen Grad vor einer Infektion schützen oder die Abheilung der Schleimhäute fördern. Beispiele hierfür sind der Salbei und die Zaubernuss.

Die Schleimhäute der Atemwege verfügen aber noch über einen weiteren wirksamen Mechanismus, um den Körper vor Infektionen zu schützen. Er basiert auf dem Prinzip der Selbstreinigung und wird in medizinischen Fachkreisen als mukoziliäre Clearance bezeichnet.

MUKOZILIÄRE CLEARANCE

Die Schleimhaut der Atemwege besteht aus dem sogenannten Flimmerepithel. Bildlich kann man sich das Flimmerepithel als eine gepflegte, dicht bewachsene Rasenfläche vorstellen, das von Grundwasser versorgt wird: Es besteht aus Millionen von Zellen (Erdboden), die mit beweglichen Flimmerhärchen (Gras) dicht aneinanderliegen. Die Zellen selbst bilden ein wasserhaltiges Sekret (Grundwasser), welches die Flimmerhärchen umgibt. Aufgelagert auf diesem Sekret befindet sich zusätzlich eine Schicht aus zähflüssigem Schleim. Dieser fängt Viren, Bakterien und Staub ab und verklebt diese, sodass sie nicht weiter vordringen können. Da die

Flimmerhärchen beweglich sind, wirken sie wie eine Kehrmaschine: Sie befördern den Schleim mitsamt den Keimen und Schmutzpartikeln in Richtung Mund. Dort wird das Sekret entweder durch Niesen oder Husten aus dem Körper herausbefördert, oder es wird verschluckt. Heilpflanzenstoffe zum Beispiel aus Eukalyptus können die mukoziliäre Clearance erleichtern.

DIE HAUT

Die menschliche Haut ist das größte Organ des Körpers. Bei erwachsenen Menschen beträgt ihre Fläche im Durchschnitt 1,7 Quadratmeter.

Die Haut besteht aus drei aufeinanderliegenden Schichten, die jeweils für das Immunsystem von Bedeutung sind.

DIE OBERHAUT (EPIDERMIS)

Die Oberhaut ist die oberste und sichtbare Hautschicht. Sie grenzt das Außen vom Innen ab und übernimmt schon deshalb wichtige Schutzfunktionen für die Gesundheit. Ist die Oberhaut gereizt, beschädigt oder verwundet, kann sie ihre Schutzfunktion nur noch mit Einschränkung ausüben. Selbstverständlich ist die Einschränkung von der Größe und Schwere der Hautverletzung mit beeinflusst. Kleinere Verletzungen wie etwa einen Kratzer können die Hautzellen schnell und unbemerkt reparieren. Größere Hautverletzungen hingegen gehen oftmals mit Entzündungszeichen wie Schwellung, Überwärmung und Schmerzen einher. Im Heilungsprozess werden dann bestimmte Abwehrzellen hochaktiv. Sie arbeiten dann zusammen mit den Zellen der Haut. Die Oberhaut besitzt aber auch eigene Abwehrzellen, die sogenannten Langerhans-Zellen. Sie entstehen aus sogenannten Monozyten (eine Sorte von Abwehrzellen). Die Langerhans-Zellen haben verschiedene Funktionen. Zum einen führen sie die Phagozytose durch, die den Zweck hat, Fremdstoffe unschädlich zu machen oder diese aufzulösen. Weiterhin sind sie für den Abtransport von Antigenen (Fremdstoffe des Immunsystems) wichtig und aktivieren Zellen des spezifischen Immunsystems, um nur einige Beispiele zu nennen.

DIE LEDERHAUT (DERMIS)

Direkt unterhalb der Oberhaut befindet sich die Lederhaut. Sie verleiht dem menschlichen Körper nicht nur Struktur und Form, sondern durch sie verlaufen Blut- und Lymphgefäße sowie Nervenfasern. Ebenso wie in der Oberhaut befinden sich auch in der Lederhaut Abwehrzellen, die zur Abwehr von Krankheitskeimen beitragen. Dadurch bedingt, dass die Lederhaut von einem feinen Geflecht aus Blut- und Lymphgefäßen durchzogen ist, gelangen Abwehrzellen bei Verletzungen schnell zum Ort des Geschehens. Umgekehrt aber kann eine Wunde auch zum „Einfallstor" für fortschreitende Infektionen sein: Das Blut und die Lymphe transportieren dann nicht nur vom Körper selbst gebildete Stoffe, sondern sie können auch Substanzen wie Bakterien und Viren von außen aufnehmen, die sich dann im Organismus verteilen können. Aus diesem Grund sollten tiefere Wunden immer gut versorgt und vor Keimen geschützt werden. Um die Wundheilung zu fördern helfen zum Beispiel Extrakte aus dem Purpursonnenhut und der Zaubernuss.

DIE UNTERHAUT (SUBCUTIS)

Die unterste Hautschicht, die Subcutis, wird auch als Unterhautfettgewebe bezeichnet. Sie dient der Lederhaut als Stütze und ist ein Bindeglied zu oberflächlichen Bindegewebshüllen (Körperfaszien). Weiterhin spielt die Unterhaut als Fettspeicher eine Rolle als Nahrungsspeicher und sie nimmt eine Schutzfunktion gegenüber Kälte ein. Zwischen der Unterhaut und den oberen Hautschichten verläuft ein feines Netz aus Blutgefäßen. Da Blutgefäße generell Abwehrzellen transportieren, nimmt auch die Unterhaut eine wichtige Rolle im Schutz vor Infekten ein.

Angeborene Immunität: Das unspezifische Immunsystem

Schaffen es eingedrungene Krankheitserreger, die ersten Schranken (Schleimhäute und Haut) zu überwinden, dann wird die zweite Verteidigungsschranke aktiviert, die unspezifische Immunabwehr.

Das unspezifische Immunsystem ist angeboren und führt die ersten Abwehrmaßnahmen gegen Krankheitserreger aus. Gelangen schädliche Organismen, Viren, Pilze, Bakterien oder Giftstoffe in den Körper, dann reagiert es in der Regel schnell und schlagkräftig. Weiter unterteilt wird die unspezifische Immunabwehr in zellu-läre Abwehr und in humorale Abwehr.

DIE ZELLULÄRE ABWEHR

Wird ein körperfremdes Bakterium oder irgendein anderer Fremdstoff vom Immunsystem erkannt, dann reagieren die Immunzellen der zellulären Abwehr im wahrsten Sinne des Wortes mit Angriff. Genauer reagieren sie auf chemische Signale, die von dem Ort der Infektion ausgehen und marschieren dann zum Ort des Geschehens.

Die zelluläre Abwehr setzt sich aus verschiedenen weißen Blutkörperchen zusammen, den Leukozyten. Unterarten dieser Leukozyten sind neutrophile Granulozyten, Monozyten und Makrophagen.

Üben diese Blutzellen ihre Aufgabe aus, geht es wie auf einem Schlachtfeld zu. Denn die verschiedenen Leukozyten stellen eine erste und hocheffektive Angriffswelle dar, bei der sie Fremdstoffe erst identifizieren, dann zerstören und zum Schluss auffressen. Dieser grausam anmutende Vorgang wird als Phagozytose bezeichnet. Bei der Phagozytose kommt es natürlicherweise zu Entzündungszeichen wie Rötung, Überwärmung, Schwellung und Schmerz. Je nachdem wie groß und aufwendig der Angriff war, kommt es zudem manchmal zur Bildung von Eiter. Dieser besteht aus zertrümmerten Zellen, Bakterien und toten Granulozyten.

Zusätzlich zu den Leukozyten verfügt die zelluläre Abwehr über sogenannte natürliche Killerzellen, kurz NKZ oder NK. Die Spezialität der NKZ besteht in der Abwehr von Bakterien, Viren und Krebszellen (Tumorzellen). NKZ sind sehr große Proteine und sie werden beispielsweise durch virusinfizierte Zellen angelockt, die wiederum Interferone aussenden. Interferone indessen sind Proteine oder zuckerhaltige Eiweiße (Glycoproteine), die das Immunsystem aktivieren und auf die Abwehr von Viren und Tumorzellen spezialisiert wind.

Die NKZ haben aber auch für sich genommen die Fähigkeit z. B. in eine virusinfizierte Zelle einzudringen und diese abzutöten. Viren sind ohne eine lebende Wirtszelle nicht vermehrungsfähig. Stirbt der Wirt durch den Angriff der NKZ, wird das Virus im selben Zuge ebenfalls vernichtet.

DIE HUMORALE ABWEHR

Bestimmte Immunzellen der zellulären Abwehr erfüllen neben der Phagozytose weitere Aufgaben. Zu diesen Zellen gehören beispielsweise Monozyten und Makrophagen. Sie produzieren unterschiedliche lösbare Eiweißstoffe, die als Zytokine bezeichnet werden. Eine wichtige Aufgabe der Zytokine besteht darin, dass sie die Einwanderung und Aktivierung weiterer Zellen des unspezifischen Immunsystems erst möglich machen.

Unterstützung erhalten die Zytokine vom sogenannten Komplementsystem, das aus rund 20 verschiedenen Plasmaproteinen besteht (Plasma = Blutflüssigkeit). Das Komplementsystem wird entweder durch Kohlenhydrate in bakteriellen Zellwänden oder den Antigen-Antikörper-Komplex aktiviert. Der Antigen-Antikörper-Komplex dient der Unschädlichmachung von krankmachenden Fremdstoffen und funktioniert nach dem Schlüssel-Schloss-Prinzip. Das Antigen ist der Schlüssel, der Antikörper das Schloss.

Am Ende des Prozesses entsteht ein Plasmaprotein, das die Zellumhüllung (Zellmembran) der Fremdstoffe angreift und durchlöchert. Weitere Unterstützung beim Abbau von bakteriellen Zellwänden leisten die Lysozyme. Ein Lysozym ist ein Enzym, das Kohlenhydrate spaltet. Es kommt in der Blutflüssigkeit (Plasma), der Lymphe und im Mundspeichel vor.

Erworbene Immunität: Das spezifische Immunsystem

Das spezifische Immunsystem entwickelt sich erst im Laufe des Lebens. Die Abwehrzellen müssen also erst gebildet werden.

Im Gegensatz zum unspezifischen Immunsystem arbeitet spezifische Abwehr langsamer. Der Grund hierfür ist, dass die spezifischen Abwehrzellen neue Abwehrzellen wie zum Beispiel Antikörper zunächst überhaupt bilden müssen. Antikörper sind darauf spezialisiert bekannte Krankheitserreger zu erkennen und zu zerstören, sobald sie im Blut auftauchen. Die spezifische Abwehr hat den Vorteil, dass sie sich an bekannte Erreger anpasst, um diese unschädlich zu machen. Sie entwickelt ein Gedächtnis. Der unspezifischen Immunabwehr fehlt dieses Gedächtnis.

MAKROPHAGEN HABEN MEHRERE AUFGABEN: ANTIGENPRÄSENTIERENDE ZELLEN

Makrophagen sind wichtige, weiße Blutkörperchen, die für die unspezifische Immunabwehr von hoher Bedeutung sind: Sie führen die Phagozytose durch und sind an der Bildung von Zytokinen beteiligt. Makrophagen können aber noch mehr! Sie sind ein Bindeglied zwischen der unspezifischen und spezifischen Abwehr. In dieser Funktion präsentiert ein Makrophage Bruchstücke des Krankheitserregers (Viren, Bakterien) auf seiner Oberfläche, nachdem er es gefressen hat. Diese Bruchstücke werden als Antigene bezeichnet. Antigene sind also spezielle Fremdstoffe oder veränderte Fremdstoffe.

Im nächsten Schritt präsentieren die Makrophagen die Antigene anderen Blutzellen, genauer den THelfern und TKillerzellen. Passend zu den Antigenen können jetzt Antikörper gegenüber dem vormals unbekannten Erreger gebildet werden. Der Weg für eine Immunität ist damit geebnet.

Aus diesem Grund treten bestimmte Erkrankungen wie zum Beispiel Windpocken oft nur einmal im Leben auf. Das spezifische Immunsystem hat gegen die Antigene (Windpockenerreger) ausreichend viele Antikörper (Immunzellen) gebildet.

Wissenswert

Das Prinzip des Impfens erfolgt nach ähnlichen Grundsätzen. Für viele lebensbedrohliche und ansteckende Krankheiten wie Masern oder Kinderlähmung (Polio) kann eine Schutzimpfung eine künstliche, aber aktive Immunität bewirken. Bei einer Schutzimpfung wird das entsprechende Antigen dem Körper zugeführt, ohne dass der Mensch erkrankt. Sollte später ein Angriff etwa durch ein Masern-Virus erfolgen, dann verfügt das Immunsystem bereits über Gedächtniszellen, sodass die Erreger abgewehrt werden.

DIE ZELLULÄRE ABWEHR: T-LYMPHOZYTEN

Auch bei der spezifischen Immunabwehr gibt es eine zelluläre Form der Immunabwehr. Sie wird durch verschiedene TLymphozyten ermöglicht, wobei der Buchstabe „T" für Thymus steht. Alle TLymphozyten reifen in dieser Drüse. Sie übernehmen wichtige Funktionen bei der Abwehr bekannter Krankheitskeime. Ihre Bildung wird durch verschiedene Heilpflanzen unterstützt, darunter Taigawurzel und Ginseng.

Unterschieden werden drei verschiedene Arten von TLymphozyten:

1. **T-Helferzellen** binden sich an den Komplex der antigenpräsentierenden Makrophagen. Sie setzen Signalstoffe (Interleukine) frei und sorgen so für ihre eigene Vermehrung. Eine aktivierte THelferzelle bindet sich an einen BLymphozyt. Der BLymphozyt präsentiert ebenfalls Bruchstücke vom Krankheitserreger. Die Interleukine (die von den THelferzellen angeregt werden) tragen zusätzlich dazu bei, dass die BZellen zu Antikörper produzierenden Plasmazellen werden. Eine Plasmazelle ist eine Zelle des Immunsystem, die Antikörper bildet und ausschüttet.

2. **T-Suppressorzellen** sind natürliche Gegenspieler der THelferzellen. Sie hemmen das Immunsystem und stoppen eine Immunreaktion.

3. **T-Killerzellen** zerstören Zellen, die mit einem Virus infiziert oder Tumorzellen in Kontakt gekommen sind. TKillerzellen werden wie THelferzellen aktiviert. Anders als bei den THelferzellen richtet sich die Aktivität der TKillerzellen jedoch gezielt gegen ein bestimmtes Antigen: Eine Antigen-Antikörper-Reaktion wird eingeleitet. TKillerzellen können sich sehr schnell vermehren. Dadurch kommt es sehr schnell zu Antigen-Antikörper-Reaktionen, um bekannte Krankheitserreger unschädlich zu machen.

DIE HUMORALE ABWEHR: B-LYMPHOZYTEN

Die humorale Abwehr des spezifischen Immunsystems erfolgt durch die BLymphozyten. Das „B" steht für das englische Wort „bone" (Knochen) bzw. „bone marrow" (Knochenmark), da diese Lymphzytenart im Knochenmark heranreift. Genau wie bei den TLymphozyten können bestimmte Heilpflanzen wie Taigawurzel und der Prärie-Igelkopf die Bildung von BLymphozyten anregen.

BLymphozyten stellen auf ihrer Oberfläche diejenigen Antikörper bereit die sich an die Antigene binden: Die BLymphozyten arbeiten eng mit den THelferzellen zusammen. Ein Resultat aus dieser Zusammenarbeit ist die Bildung von Antikörper produzierenden Plasmazellen. Hergestellt werden diese in den lymphatischen Organen, etwa im Darm. Genau wie bei den TLymphozyten können bestimmte Heilpflanzen wie Taigawurzel und der Prärie-Igelkopf die Bildung von BLymphozyten anregen.

Jedes einzelne BLymphozyt ist also auf individuelle Antigene spezialisiert: Nur so kann es bekannte Krankheitserreger zuverlässig erkennen und die Bildung individuell passender Antikörper anregen.

Von diesen Antikörpern haben viele Menschen schon einmal etwas gehört. Sie heißen Immunglobuline, kurz Ig. Innerhalb der Immunglobuline gibt es wiederum verschiedene Untergruppen, zum Beispiel IgE und IgG. Alle Immunglobuline sind im Blutplasma und in Körperflüssigkeit, die etwa Organe umgeben, zu finden. Sie neutralisieren Antigene, markieren diese als Fremdstoffe und aktivieren das Komplementsystem (s. unspezifische humorale Abwehr). Das bedeutet, dass die Immunglobuline die Antigene nicht direkt angreifen und vernichten können, sondern lediglich inaktivieren. Vernichtet werden sie entweder durch Antigen-Antikörper-Komplexe, durch das Komplementsystem oder durch eine Sonderform der Granulozyten, die eosinophile Granulozyten heißen.

Wissenswert

Ein Teil der BLymphozyten, THelferzellen und TKillerzellen werden zu Gedächtniszellen umgewandelt. Sie durchwandern das lymphatische System und die Organe manchmal Jahrzehnte lang – immer auf der Suche nach bekannten Krankheitserregern. Dieser Immunität ist es zu verdanken, dass bestimmte Erkrankungen nur einmal im Leben auftreten oder bei einem erneuten Ausbrechen wesentlich milder verlaufen als bei der Erstinfektion, zum Beispiel bei Windpocken.

WELCHE BLUTWERTE SIND NORMAL?

Die Aktivität des Immunsystems lässt sich über den Status im Blut sichtbar machen. Es liefert Hinweise für die Art der Erkrankung und deren Ausprägung. Sind die Werte erhöht, handelt es sich zumeist um ein überaktives Immunsystem, bei zu niedrigen Werten kann die Immunabwehr geschwächt sein. Wichtig ist dann, zusammen mit einer Ärztin oder einer Heilpraktikerin den Ursachen auf den Grund zu gehen. Bedeutsame Blutwerte, die im Zusammenhang mit dem Immunsystem stehen, sind zum Beispiel:

	Unterformen	Wichtigste Funktionen	Normalbereich
Leukozyten (weiße Blutkörperchen)		Gesamtheit der weißen Blutkörperchen	4.000–10.000 Zellen pro Mikroliter (µl)
	Neutrophile Granulozyten	Abwehr bakterieller Infektionen, Phagozytose	3.000–5.500 Zellen/ µl (40–60 % der Gesamtleukozyten (GL)
	Eosinophile Granulozyten	Abwehr parasitärer Infektionen	50–350 Zellen/ µl (1–3 % der GL)
	Basophile Graulozyten	Freisetzung von Histamin und Serotonin	15–50 Zellen/ µl (0–1 % der GL)
	Lymphozyten	Erworbenes Immunsystem	1.500–3.000 Zellen/ µl (20–40 % der GL)
	Monozyten	Differenzieren im Gewebe zu Makrophagen	300–500 Zellen/ µl (4–8 % der GL)
Albumin (Plasmaprotein)		Aufrechterhaltung des osmotischen Drucks in einer Zelle, der durch Kolloide ausgelöst wird (Kolloid = Teilchen)	40 g/ Liter Plasma (60 % des Gesamtproteins)
C-reaktive Proteine (CRP)		Entzündungswert	<10 mg/ l

Blutsenkungs-geschwindigkeit (BSG)	Entzündungswert	Frauen: <20 mm/ Stunde Männer: <15 mm/ Stunde

Das Lymphsystem: Geburtsort, Reifekammer und Transportmittel von Abwehrzellen

Das Lymphsystem ist ein verästeltes Netzwerk von Lymphgefäßen und verläuft nahezu parallel zum Blutgefäßsystem.

Durch dieses strömt die milchige, flüssige Lymphe. Sie gehört zusammen mit der Flüssigkeit zwischen den Zellen (interstitielle Flüssigkeit) und der Blutflüssigkeit (Blutplasma) zur Extrazellularflüssigkeit. Diese Flüssigkeiten sind wichtig, weil Sauerstoff und alle Nährstoffe in Flüssigkeiten gelöst sein müssen, um von einer Zelle zu einer Zielzelle wandern zu können. Wann immer ein Überschuss an Flüssigkeit im Zwischenzellraum besteht, wird diese von den Lymphgefäßen aufgenommen und dann als Lymphe bezeichnet. Dementsprechend befindet sich der Ursprung des Lymphsystems zwischen den Zellen.

Während die Lymphe durch die Lymphgefäße strömt, transportiert diese neben Flüssigkeit zum Beispiel Leukozyten, Proteine und Fettpartikel. In den Lymphknoten wird die Lymphe gefiltert und etwa von Unreinheiten und Krankheitserregern befreit. Anschließend wird rund 90 % der Lymphflüssigkeit über die Hohlvenen oder die Kapillaren zurück in den Blutkreislauf transportiert. Der übrige Anteil (10 %) besteht etwa aus Proteinen. Proteine können nur durch die Lymphe in die venöse Blutbahn gelangen.

Unterschieden werden zwei Arten von lymphatischen Organen:

- **Primäre lymphatische Organe**: Thymus und Knochenmark
- **Sekundäre lymphatische Organe**: Milz, die Lymphknoten und die lymphatischen Gewebe

PRIMÄRE LYMPHATISCHE ORGANE

Zu den primären lymphatischen Organen gehören die Thymusdrüse und das Knochenmark.

Der **Thymus** ist eine gelappte Drüse, die sich unterhalb der Luftröhre und oberhalb des Herzens befindet. Die wichtigste Aufgabe der Thymus-Drüse besteht darin, Vorläuferzellen von TLymphozyten aus dem Knochenmark in reife TZellen umzuwandeln. TZellen sind Zellen des Immunsystems. Die Hormone des Thymus werden zusammenfassend als Thymushormone bezeichnet. Ihre Aufgabe ist die Differenzierung und Aktivierung von Zellen des Immunsystems. Unter Differenzierung wird die Bildung unterschiedlicher Zellen und Gewebe aus Zellen verstanden, die ursprünglich gleichartig waren.

Im roten **Knochenmark** werden alle Blutzellen (Erythrozyten, Leukozyten und Thrombozyten) gebildet. Es befindet sich innerhalb der Knochen und enthält spezielle Stammzellen, aus denen sich verschiedenste Zelltypen herausbilden können, z. B. Leukozyten.

SEKUNDÄRE LYMPHATISCHE ORGANE

Die Milz, Lymphknoten und die lymphatischen Gewebe gehören zu den sekundären lymphatischen Organen.

Die **Milz** liegt im linken Oberbauch. Sie setzt sich aus verschiedenen Gewebsarten zusammen, ist in Läppchen unterteilt und aus roter und weißer Grundsubstanz (Pulpa) aufgebaut.

Die rote Pulpa ist reich an roten Blutzellen, weswegen sie rot ist. Sie ist aber auch die „Heimat" verschiedener Leukozyten, vor allem für Lymphozyten und Makrophagen. Dadurch übernimmt sie wichtige immunologische Funktionen. Zusätzlich trägt die rote Pulpa zum Abbau von alten Erythrozyten bei.

Die weiße Pulpa erscheint weiß, weil in ihr keine Erythrozyten vorkommen, sondern Leukozyten wie Lymphozyten und Makrophagen. Lymphozyten und Makrophagen sind Immunzellen. Ihre Aufgabe besteht darin, das Blut von Krankheitserregern und Verunreinigungen zu säubern.

Die Milz ist also ein Speicher für Immunzellen. Zwar können Menschen ohne eine Milz leben, sie werden dann aber anfälliger für Infektionen. Weiterhin ist die Milz ein Blutzellenspeicher. Sie gibt dieses Blut nur im Notfall frei, etwa wenn der Blutdruck zu stark abfällt oder zu viel Sauerstoff verbraucht wird. Dies kommt beispielsweise bei untrainierten Personen beim Sport vor: Zieht sich die Milz durch den ungewohnt hohen Ausstoß von Blut krampfartig zusammen, kommt es zu Seitenstechen.

Ein **Lymphknoten** ist eine Kapsel aus faserigem Bindegewebe, die mit Gewebe gefüllt ist. Dieses Gewebe filtert und reinigt die Lymphe. Das Lymphknotengewebe ist in kleine Abschnitte unterteilt, die Lymphfollikel. Der äußerste Rand der Lymphfollikel heißt Rinde (Cortex). Hier werden die B- und TLymphozyten entwickelt.

Die Mandeln (Tonsillen) und die darmassoziierten lymphatischen Gewebe werden als **lymphatische Gewebe** zusammengefasst.

Die Mandeln sind der erste Ort im Körper, an dem Krankheitskeime erkannt werden. Sie erfüllen damit die Aufgabe eines Sensors.

Zu den darmassoziierten lymphatischen Geweben gehören der Wurmfortsatz und andere Zusammenschlüsse von Lymphfollikeln. Letztere kommen in Form von ungeordneten Ansammlungen in der Schleimhaut des Magen-Darm-Trakts vor. Rund 80 % (!) aller Zellen, die Antikörper bilden, befinden sich in der Darmwand. Der Rest wird in anderen lymphatischen Organen gebildet. Zur Wiederholung: Antikörper sind Proteine, die von BLymphozyten gebildet werden. Diese dienen der Abwehr von Krankheitskeimen und vermitteln Immunität.

Anwendungsbereiche von Heilpflanzen für das Immunsystem

Mutter Natur hält eine breite Angebotspalette von Heilpflanzen für das Immunsystem bereit. Sie unterstützen wahlweise die Selbstheilungskräfte oder greifen Krankheitskeime direkt an. Einige Heilpflanzen für das Immunsystem wirken zudem direkt auf die Abwehrkräfte und aktivieren diese. Wieder andere Heilpflanzen mildern akute oder stille Entzündungen im Körper ab und unterstützen die Abwehrkräfte indirekt.

Heilpflanzen für das Immunsystem haben ein breites Anwendungsspektrum. Indem sie die Abwehrkräfte aktivieren, trainieren, stärken oder entlasten, mildern sie akute Infekte ebenso wie wiederaufflammende Infekte ab. Die Wirkung einiger Heilpflanzen zielt zudem darauf ab, die Widerstandskräfte des Körpers und der Psyche zu steigern. Dabei handelt es sich um die Gruppe der Adaptogene. Adaptogene sind Stärkungsmittel, die eine Schwächung des Immunsystems durch Stress abmildern können und die dabei helfen nach längeren Phasen der Krankheit die alte Konstitution zurückzuerlangen.

Es mag paradox klingen, dass einige Heilpflanzen das Immunsystem nicht beeinflussen, wohl aber bei Erkrankungen des Immunsystems eingesetzt werden. Dies ist zum Beispiel bei Autoimmunerkrankungen der Fall, die mit akuten Entzündungen einhergehen. Hier zielt die Wirkung der Heilpflanzen darauf ab, das Immunsystem zu entlasten, indem sie zwar die Symptome der Krankheit abmildern, ohne dabei aber das Immunsystem direkt anzusprechen. Dadurch kann sich das überaktive Immunsystem beruhigen und gleichzeitig wird die Genesung gefördert. Heilpflanzen für das Immunsystem sind außerdem Entzündungshemmer und schützen die Körperzellen: Sie löschen akute Brände und mildern stille Entzündungen ab. Auch dadurch entlasten sie das Immunsystem und fördern die Regenerationsfähigkeit.

Wenn Infekte aufflammen und wiederkehren

Bei der Vorstellung an eine akute Infektion, denken viele Menschen an eine CO-VID-19-Erkrankung oder an eine Erkältung mit weniger aggressiven Viren. Neben Infekten der Atemwege können Infektionen nahezu jedes Organ befallen, zum Beispiel den Darm und die Haut. Flammt dann ein Infekt akut auf, ist schnelle Hilfe nötig. Je nach Art des Infekts können Heilpflanzen das Immunsystem dabei unterstützen, sich effektiver gegen die Krankheitskeime zu wehren, die Beschwerden lindern oder die Abheilung fördern. Bei schweren Symptomen etwa bei Atemnot und Fieber können Heilpflanzen schulmedizinische Maßnahmen gegebenenfalls unterstützen. Sind die Krankheitszeichen nur leicht ausgeprägt, können sie hingegen als alleinige Therapie eingesetzt werden.

WIEDERKEHRENDE INFEKTE SCHWÄCHEN DEN GANZEN KÖRPER

Sie haben gerade eine Erkältung überstanden und schon ist die nächste im Anmarsch? Ständig wiederkehrende Infekte bedeuten Stress für Körper, Geist und Seele und entkräften so auf Dauer den Körper, aber auch die Psyche. Für Betroffene wird es Mal für Mal schwieriger, sich zu erholen und die körperliche und seelische Verfassung vor der Erkrankung wiederzuerlangen.

Ist das Immunsystem geschwächt, haben es Krankheitskeime wie Bakterien und Viren leichter, den Körper zu befallen, sich auszubreiten und Krankheiten wie Erkältungen und Blasenentzündungen immer wieder aufflammen zu lassen. Aber auch Viruserkrankungen wie zum Beispiel Lippenherpes flammen beschleunigt und verstärkt immer wieder auf, wenn das Immunsystem kraftlos ist. Die körperlichen Folgen können sich dann auch auf die Psyche auswirken: Wer ständig krank ist und am gesellschaftlichen Leben nur eingeschränkt teilnimmt, kann dadurch auf Dauer vermehrt zu Freudlosigkeit neigen und sich traurig verstimmt fühlen. Zudem entwickeln manche Betroffene über die Zeit Angst vor dem nächsten Infekt und den damit verbunden Beschwerden. Beispielsweise ist bei einer Blasenentzündung, bei der sichtbares Blut im Urin zu erkennen ist, nicht nur der Einsatz eines Antibiotikums erforderlich, sie ist für die Betroffenen schmerzhaft und schwächend. Ständig wiederkehrende Infekte lösen dadurch Stress aus, der wiederum das Immunsystem hemmen kann, denn Stress führt zu einer erhöhten Cortisolbildung in den Nebennierenrinden. Und Cortisol unterdrückt das Immunsystem: ein Teufelskreis

Training für die Abwehrkräfte: Immunmodulierende Heilpflanzen

Immunmodulatoren sind Heilpflanzen, die in Phasen von vorübergehender Immunschwäche helfen. Zu ihren Vertretern gehören beispielsweise der Purpursonnenhut, der Prärie-Igelkopf und die Taigawurzel. Eine Besonderheit von Immunmodulatoren besteht darin, dass sie das Immunsystem direkt anregen. Dadurch können sie Infektionen vorbeugen, abmildern oder verkürzen. Auch bei rheumatoider Arthritis und in der Krebstherapie können sie unterstützend eingesetzt werden. Grundsätzlich sollte die Anwendung von Immunmodulatoren unter medizinischer Beobachtung stattfinden.

> **Akute und wiederkehrende Infekte**
>
> Immunmodulatoren unterstützen das Immunsystem bei akuten und wiederkehrenden Infekten. Sie beeinflussen die unspezifische und spezifische Abwehr.

WAS DAS IMMUNSYSTEM SCHWÄCHT

Menschen mit einer gerade überstandenen Erkältung fangen sich nicht selten schnell den nächsten Infekt ein. Jeder Virusinfekt schwächt den Organismus und macht ihn anfälliger für neue Infektionen. Dadurch verliert das Immunsystem nach und nach an Schlagkräftigkeit und braucht immer mehr Zeit für die Erholung. Neben vorangegangenen Virusinfekten gibt es noch weitere Faktoren, die das Immunsystem vorübergehend schwächen können.

Zu den wichtigsten gehören:

- **Seelischer und körperlicher Stress:** Dauerhafter Stress bremst das Immunsystem aus. Ein Grund hierfür liegt in der erhöhten körpereigenen Cortisolbildung. Cortisol ist ein Stresshormon, das auch als Medikament zum Beispiel bei Allergien und Entzündungen verabreicht wird. Es wirkt antientzündlich, hemmt aber bei langfristiger Anwendung oder durch die vermehrte körpereigene Bildung durch Stress das Immunsystem.

- **Hormonelle Veränderungen:** Die weiblichen Hormone Östrogen und Progesteron beeinflussen das Immunsystem. Veränderungen im weiblichen Zyklus können die Abwehrkräfte kurzzeitig schwächen. Je nachdem wie stark die Schwankungen ausgeprägt sind, ist Frau in dieser Phase anfälliger für Infekte.

- **Fehl- und Mangelernährung:** Fehlen dem Körper über die Dauer bestimmte Nährstoffe wie zum Beispiel Zink, Vitamin D und Vitamin C kann die Immunantwort beeinträchtigt sein. Zudem können Krankheitskeime und Giftstoffe leichter schützende Barrieren wie die der Darmschleimhaut überwinden. In der Folge wird der Organismus auf Dauer geschwächt.

- **Umweltgifte:** Ob Pestizide, Quecksilber oder Abgase: Umweltgifte schädigen die Zellen – auch die Abwehrzellen. In der Folge kommt es zu oxidativen Zellschädigungen, die vom Immunsystem abgefangen werden müssen und es schwächen.

- **Systemische Erkrankungen:** Krankheiten, die ein ganzes Organsystem betreffen, werden als systemische Erkrankung bezeichnet. Oft gehen sie mit Entzündungen einher, bei denen das Immunsystem in besonderer Weise gefordert ist. Beispiele für Systemische Erkrankungen sind Schuppenflechte, Fibromyalgie, Morbus Crohn und Gicht.

- **Unterdrückung des Immunsystems durch Medikamente:** Cortison gehört zu den bekanntesten Medikamenten, das die Abwehrkräfte unterdrückt. Aber auch bestimmte Antibiotika aus der Gruppe der Tetrazykline, orale Penicilline und Makrolide bremsen die Aktivität des Immunsystems auf verschiedene Art und Weise aus.

FRESSZELLEN AKTIVIEREN

Ein Vorteil von Immunmodulatoren besteht darin, dass sie das Immunsystem unmittelbar zu mehr Aktivität anregen und es dadurch schlagkräftiger wird. Denn Immunmodulatoren beeinflussen immer die Bildung und die Aktivität der weißen Blutkörperchen. Genauer werden mehr Granulozyten, Makrophagen, Monozyten und natürliche Killerzellen gebildet und ausgeschüttet. Zusätzlich regen Immunmodulatoren wie Taigawurzel, Ginseng und Co die Bildung bestimmter Eiweißstoffe, Enzyme und Zytokine an: alles Zellen, die zum unspezifischen Immunsystem gehören und darauf abzielen, Krankheitserreger unschädlich zu machen.

Immunmodulatoren wie der Purpursonnenhut, Wilder Indigo und Taigawurzel sprechen aber auch das spezifische Immunsystem an. Dadurch kommt es langfristig zu einer vermehrten Bildung von T und BLymphozyten sowie zu einer gesteigerten Bildung von Antikörpern. Im Gegensatz zum unspezifischen Immunsystem reagiert das spezifische Immunsystem verzögert auf die Abwehr von schädigenden Einflüssen. Dafür übernimmt es jedoch eine Gedächtnisfunktion.

Immunmodulatoren wirken also zweifach: Sie helfen dem Immunsystem dabei, schlagkräftig auf schwächende Faktoren reagieren zu können, und sie trainieren die Abwehrkräfte, damit der Körper langfristig weniger anfällig für Infekte ist.

Allerdings eignen sich Immunmodulatoren nicht zur Daueranwendung, da sich das Immunsystem mit der Zeit an den stimulierenden Effekt der Heilpflanzen gewöhnen kann. Im schlimmsten Fall kann sich ihre Wirkung sogar ins Gegenteil umkehren: Ihre Inhaltsstoffe unterdrücken dann das Immunsystem. Aus diesem Grund sollen Immunmodulatoren nicht dauerhaft, sondern nur kurzzeitig für einige Tage bis Wochen angewendet werden.

Anwendungssicherheit

Menschen mit einer Autoimmunerkrankung oder während der Therapie einer schweren Krankheit sollten immer mit ihrer Ärztin oder ihrem Arzt besprechen, ob die Anwendung von Immunmodulationen für sie geeignet und sicher ist.

INDIREKTES TRAINING

Aber nicht nur Immunmodulatoren können bei akuten und wiederkehrenden Infekten helfen. Je nach Art des Infekts kommen pflanzliche Antibiotika und andere Keimhemmer wie die Kapuzinerkresse und Eukalyptus, Wundheilungsförderer wie die Zaubernuss und darmgesunde Heilpflanzen wie das Flohkraut zum Einsatz. Zudem unterstützt und entlastet eine optimale Ernährung mit vielen Antioxidantien und antientzündlichen Substanzen das Immunsystem. Regelmäßige Bewegung, Sport, Wechselduschen und Saunagänge sind weitere Beispiele für Maßnahmen, die das Immunsystem trainieren können.

Auf einen Blick

- Direkte Stimulation und erhöhte Aktivität des Immunsystems
- Vermehrte Bildung von Abwehrzellen
- Vorbeugung und Behandlung von vorübergehender Immunschwäche
- Vorsicht! Bei Langzeitanwendung von mehr als acht Wochen ist eine Unterdrückung des Immunsystems möglich.

Pflanzen in diesem Buch: Ginseng, Jiaogulan, Prärie-Igelkopf, Propolis, Purpursonnenhut, Taigawurzel, Wilder Indigo, Umckaloabo.

Widerstandsfähigkeit erhöhen: Adaptogene Heilpflanzen

Adaptogene sind eine Gruppe von Heilpflanzen, die Körper, Geist und Seele beleben. Daher werden sie oft als Stärkungsmittel bezeichnet. Diese Beschreibung greift allerdings zu kurz, denn Adaptogene erhöhen auch die Widerstandsfähigkeit gegenüber Stress, Krankheitskeimen sowie Umweltgiften und steigern zudem die körperliche und geistige Leistungsfähigkeit. Einige Adaptogene fördern außerdem die Gelassenheit, verbessern die Stimmung und den gesunden Schlaf.

WAS KÖRPER UND GEIST STRESST

Wenn von Stress die Rede ist, meinen die meisten Menschen damit emotionale, körperliche und berufliche Belastungen. Wie diese Belastungen empfunden und verarbeitet werden, ist von Mensch zu Mensch unterschiedlich. Auch muss Stress nicht immer negative Folgen haben, da er Anpassungsreaktionen des Körpers und des Geistes bewirken kann. Dauert der Stress jedoch über lange Zeiträume an oder ist er so intensiv, dass die Folgen kaum noch kompensiert werden können, zieht er unangenehme Folgen nach sich. Sie reichen von Abgeschlagenheit über depressive Verstimmungen und Heißhunger bis hin zu Schlafstörungen. Während früher Hunger, Kälte und Verletzungen wichtige Stressoren waren, sind es heute gesellschaftliche Faktoren und Krankheiten, die Stress auslösen.

Zu den wichtigsten gehören:

- **Entzündungskrankheiten:** Entzündungen stressen den Körper, da sie die Abwehrkräfte zum Dauereinsatz zwingen. Unabhängig davon, ob die Ursache der

Entzündung durch Krankheitskeime, Allergien oder eine systemische Krankheit ausgelöst wird, bekämpft das Immunsystem diese Stressoren. So wird das Immunsystem auf Dauer geschwächt, und mit ihm der Körper und der Geist.

- **Psychosoziale Stressoren:** Ständiger Leistungs- und Termindruck, Dauererreichbarkeit durch die Digitalisierung, Multitasking, Konflikte in der Familie, in der Schule und am Arbeitsplatz sowie Mobbing lösen körperliche und psychische Stressreaktionen aus. Auch Doppelbelastungen durch Beruf und Familie lösen auf Dauer Stress aus. Mentale Belastungen wie schwere Krankheiten, Tod von Familienmitgliedern oder nahestehenden Menschen versetzen den Körper ebenso wie existenzielle Sorgen in Alarmbereitschaft. Klingt dieser Zustand nach längerer Zeit nicht ab, kann er der Gesundheit schaden.

- **Ernährungszustand und schlechte Ernährung:** Übergewicht und Fettleibigkeit (Adipositas) machen den Körper anfälliger für bestimmte Krankheiten wie Fettleber, Arthrose und Bluthochdruck: Krankheiten bedeuten für den Körper wiederum Stress. Gleiches gilt für eine zucker- und weißmehlreiche Ernährungsweise mit zu vielen ungesunden Fetten, zu viel Fleisch, zu viel Alkohol, zu viel Fast Food und Industrienahrung, um nur einige Beispiele zu nennen. Eine schlechte, ungesunde Ernährungsweise verursacht nicht nur Stress, indem es das Immunsystem beeinträchtigt, sondern zieht auch das Hormonsystem in Mitleidenschaft: Wer zum Beispiel viel Zucker durch Süßigkeiten isst, verursacht die Ausschüttung von viel Insulin, was wiederum ein Stressor für den Körper darstellt. Andersherum können auch ein zu niedriges Körpergewicht und der Mangel an lebensnotwendigen Nährstoffen Stress auslösen, weil sie den Körper anfälliger für bestimmte Erkrankungen machen und die natürlichen physiologischen Prozesse eindämmen.

- **Bewegungsmangel:** Bewegung ermöglicht dem Gehirn eine bessere Arbeitsleistung. Dadurch können Stressoren besser bewältigt werden. Fehlt dem Körper der notwendige Ausgleich, ist er häufiger in Alarmbereitschaft, was wiederum das Risiko für chronische Erkrankungen erhöht. In der Folge entsteht eine regelrechte Stresskaskade.

- **Erholungsmangel:** Egal ob beruflicher oder privater Dauereinsatz – wer sich zu wenig oder gar keine Zeit für Erholung zugesteht oder diese durch äußere Einflüsse verhindert wird, verstärkt dadurch die Kaskade biochemischer Reaktionen, die zur Ausschüttung von immer mehr Stresshormonen führt. Durch die fehlende Erholung kommt es zu Gereiztheit, innerer Unruhe und Nervosität.

- **Perfektionismus:** Wer eine überzogene Anspruchshaltung an sich selbst hat, löst dadurch Stress aus: Die Sorge darum, die selbstgesteckten Ziele nicht zu 100 % zu erreichen, verursacht auf die Dauer emotionalen Stress, der das Immunsystem beeinträchtigen kann. Gleiches gilt für Unzufriedenheit, ständige Sorgen und Zukunftsängste.

ADAPTOGENE MIT UND OHNE BEEINFLUSSUNG DES IMMUNSYSTEMS

Alle Adaptogene mildern Müdigkeit und Erschöpfungssymptome ab – ihre Wirkmechanismen sind hingegen verschiedenartig. Unterschiede gibt es hinsichtlich des Wirkungseintritts, der Wirkdauer und den Effekten auf das Immunsystem.

Schnelle und langsame Wirkung

Das wohl bekannteste Adaptogen ist der Grüntee. Die Blätter der Teepflanze *Camellia sinensis* speichern Koffein, das an eine gerbstoffartige Säure gebunden ist, genauer an die Chlorogensäure. Dadurch geben grüne Teeblätter das Koffein erst nach und nach frei. Der leicht anregende und müdigkeitsvertreibende Effekt setzt dennoch kurzfristig nach etwa einer halben Stunde ein und hält für einige Stunden an. Bei anderen Adaptogenen wie dem Ginseng oder der Taigawurzel ist dies ganz anders. Bis ein Effekt spürbar wird, können bis zu mehrere Wochen vergehen. Dafür hält die Wirkung länger an.

Adaptogene, die das Immunsystem beeinflussen, sind gleichzeitig Immunmodulatoren. Sie erhöhen die Widerstandskräfte und trainieren gleichzeitig das Immunsystem bei vorübergehenden Belastungen, bei denen die Abwehrkräfte besonders gefordert sind, etwa bei häufigem Schnupfen, Erkältungen und Blasenentzündungen. Beispiele für adaptogene Heilpflanzen mit Wirkung auf das Immunsystem sind Baptisia, Ginseng, Jiaogulan, Schlafbeere und Taigawurzel. Sie üben zumeist regulatorische Wirkungen auf das Immunsystem aus und fördern zum Beispiel die Bildung neuer Abwehrzellen. Dadurch helfen sie dem Körper dabei, dass er Krankheitskeime, Entzündungen oder eine Infektion besser abwehren kann.

Demgegenüber stehen Heilpflanzen mit adaptogener Wirkung, die keinen direkten Einfluss auf das Immunsystem ausüben. Sie stärken den Körper und die Psyche auf andere Art und Weise, etwa durch ihren hohen Anteil an sekundären Pflanzenstoffen oder ätherischen Ölen. Beispiele hierfür sind der Rosenwurz, Ginkgo und Grüner Tee. Sie sind dennoch wertvolle Helfer bei Erkrankungen des Immunsystems wie akute Autoimmunerkrankungen, weil sie den Körper und den Geist stärken, aber das Immunsystem in Ruhe lassen. Zur Erklärung: Bei akuten Autoimmunerkrankungen ist eine Beeinflussung des Immunsystems in der Regel unerwünscht. Indirekt können einige dieser Heilpflanzen daher das Immunsystem entlasten, denn Adaptogene wie der Rosenwurz erhöhen die Stressresistenz und setzen die Bildung von Stresshormonen wie körpereigenes Cortisol auf Dauer herab. Cortisol bremst das Immunsystem. Auch die Extrakte aus dem Ginkgo können das Immunsystem indirekt entlasten, da die Inhaltsstoffe die Durchblutung des Gehirns und anderer Organe fördern.

Adaptogene wie der Rosenwurz eignen sich zur Daueranwendung. Bei anderen Adaptogenen wie dem Ginseng oder der Taigawurzel sollte nach einer achtwöchigen Einnahme eine Pause von acht Wochen eingelegt werden. Danach kann der Extrakt wieder eingenommen werden. Grund für die Vorsichtsmaßnahme ist, dass Langzeituntersuchungen zur Unbedenklichkeit noch ausstehen.

Auf einen Blick
- Steigerung der körperlichen und psychischen Belastbarkeit
- Anhebung der Stressresistenz
- Abmilderung von Erschöpfungssymptomen und Müdigkeit
- Verbesserung der Regenerationsfähigkeit
- Erhöhung der Leistungsfähigkeit
- Vorbeugung von körperlichen und psychischen Stressschäden
- Direkte oder indirekte Stärkung des Immunsystems

Pflanzen in diesem Buch: Baptisia (Wilder Indigo), Eisenkraut, Ginseng, Jiaogulan, Katzenkralle (Uncaria), Rosenwurz, Schlafbeere, Taigawurzel.

Das Immunsystem entlasten: Keimhemmende Heilpflanzen

Um sich vor Fraßfeinden, Infektionen oder Fäulnis zu schützen, produzieren Pflanzen bestimmte Inhaltsstoffe wie ätherische Öle und Gerbstoffe. Diese töten beispielsweise Bakterien und Pilze ab oder bremsen deren Wachstum. In Laborversuchen konnte überdies gezeigt werden, dass bestimmte Extrakte von Heilpflanzen wie Taigawurzel und Zistrose die Vermehrungsfähigkeit von Viren eindämmen.

Keimhemmende Heilpflanzen nutzen aber nicht nur den Pflanzen selbst, sondern sie können auch für Menschen nützlich sein. Bei leichten bakteriellen Infektionen und Pilzerkrankungen stören sie die Vermehrung der Erreger und entlasten dadurch das Immunsystem. Möglicherweise können sie auch zur Verkürzung von Virusinfektionen beitragen.

WANN KEIMHEMMENDE HEILPFLANZEN HELFEN KÖNNEN

Ein Schnupfen wird zumeist durch *Rhinoviren* ausgelöst. Sie schädigen die Schleimhäute und machen sie dadurch anfälliger für andere Erreger wie zum Beispiel Bakterien. Aus diesem Grund legt sich häufig ein weiterer bakterieller Infekt auf den eigentlichen Virusinfekt. Dadurch wird das Immunsystem noch stärker und länger gefordert als dies ohnehin durch den Virusinfekt der Fall ist.

Häufige Ursachen für Infekte sind:

- **Schwaches Immunsystem:** Ist der Organismus zum Beispiel durch vorangegangene Infekte, schlechte Ernährung, Bewegungsmangel und Stress geschwächt, haben es Krankheitskeime leichter, sich anzusiedeln: Je mehr „Baustellen" die körpereigenen Abwehrkräfte bewältigen müssen, umso leichter wird es für Erreger, sich anzusiedeln. Denn die Immunzellen sind an vielen Orten gleichzeitig aktiv. Aber auch bestimmte Medikamente wie zum Beispiel Cortison und Erkrankungen wie Diabetes können das Immunsystem schwächen und es so anfälliger für Infekte durch Keime machen.
- **Erregerübertragung durch Tröpfchen oder Oberflächen:** Viele Viren und Bakterien werden durch sogenannte Tröpfcheninfektionen übertragen. Dazu gehören beispielsweise das Coronavirus SARS-CoV-2, Rhinoviren, Masernviren und Scharlach verursachende Bakterien, sogenannte Streptokokken. Bei

einer Tröpfcheninfektion gelangen die Keime durch Niesen, Husten und Sprechen in den Rachen- oder Atmungstrakt und siedeln sich dort an. Viele Erreger können sich zudem lange auf Oberflächen wie der Haut, auf Türklinken und Tischen überleben. Hat sich beispielsweise jemand mit Erkältungsviren in die Hand geniest und schüttelt dann einem anderen Menschen die Hand, gibt er die Viren weiter. Häufig ist dann von einer Schmier- oder Kontaktinfektion die Rede. Auch Herpesviren, Windpocken, Noro- und Rotaviren werden durch Schmierinfektionen übertragen.

- **Lebensmittelinfektionen und Infektionen über Wasser:** Krankheitskeime können über Lebensmittel, Trinkwasser oder verunreinigten Gewässern in den Körper gelangen. Darunter befinden sich viele Durchfall-Bakterien wie Salmonellen und Durchfall-Viren wie Noroviren, aber auch Parasiten, zum Beispiel der Toxoplasmose-Erreger.

Nützliche Mikroorganismen

Etwa eine Billiarde (1.000.000.000.000.000) Mikroorganismen leben in und auf einem gesunden menschlichen Körper. Das sind rund zehnmal so viele Mikroorganismen wie der menschliche Körper Zellen hat. Allein die Mikroorganismen im Darm und der Haut wiegen zusammengenommen bei einem Erwachsenen etwa zwei Kilogramm. Sie schützen vor schädlichen Umwelteinflüssen und sind für eine intakte Verdauung unverzichtbar.

Gelangen jedoch bestimmte Bakterien aus dem Darm in die Harnwege oder ist das Mikrobiom der Haut geschädigt, können Infektionen auftreten.

WACHSTUMSHEMMEND UND ANTISEPTISCH

Je nachdem, welche Inhaltsstoffe eine Heilpflanze speichert, töten sie die Krankheitskeime entweder ab oder sie bremsen ihre Vermehrung.

Zur Abwehr von Bakterien bei Blasenentzündungen oder Infektionen der Atemwege helfen beispielsweise Senfölverbindungen wie sie in Kapuzinerkresse, Meerrettich und Brunnenkresse vorkommen. Sie verhindern das Anheften von Bakterien an den Zellwänden, bremsen deren Wachstum und töten sie ab.

Ätherische Öle, wie sie zum Beispiel in Eukalyptus, Ingwer, Melisse und Thymian vorkommen, verfügen über antiseptische Eigenschaften. Antiseptika sind Mittel zur Desinfektion. Sie reduzieren Krankheitskeime und töten bestimmte Bakterien, Viren und Pilze ab, indem sie die Hülle der Keime schädigen. Weiterhin brauchen die Erreger eine Basis für ihre Vermehrung. Das sind beispielsweise Enzyme (Stoffe, die eine biochemische Reaktion beschleunigen) oder die Erbsubstanz der Erreger. Ätherische Öle stören die Regeneration dieser Substanzen und ihre Vermehrung. Die Intensität der antiseptischen Wirkung kann je nach ätherischem Öl intensiv oder schwach ausfallen. Zudem setzt sie Wirkung bei Bakterien vergleichsweise schnell binnen Stunden ein. Bei Pilzen dauert der Prozess deutlich länger.

Besteht ein aktiver Virusinfekt wie zum Beispiel eine akute Lippenherpes-Infektion, dann können ätherische Öle z. B. aus der Melisse und wahrscheinlich auch aus dem Thymian den Virus zwar zurückdrängen, abtöten können sie das Virus jedoch ebenso wenig wie synthetische Medikamente. Gleiches gilt für Teebaumöl.

SICH VOR ERREGERN SCHÜTZEN

Um sich und andere vor Tröpfcheninfektionen zu schützen, sind Hygienemaßnahmen wie regelmäßiges Händewaschen, Niesen in die Armbeuge und Abstandhalten unerlässlich. Auch zur Vorbeugung von Schmierinfektionen ist regelmäßiges Händewaschen wichtig. Zudem sollte es vermieden werden, dass man sich mit ungewaschenen Händen ins Gesicht fasst oder – schlimmer noch – Lebensmittel damit berührt.

Sexuell übertragbare Krankheiten können über die Genitalschleimhäute verbreitet werden. Daher gehören das Benutzen von Kondomen und Intimhygiene zu den wichtigsten Vorbeugemaßnahmen. Besondere Vorsicht ist bei verletzter Haut geboten. Eine intakte und unbeschädigte Haut schützt den Körper hingegen vor dem Eindringen von Erregern.

Infektion und Infektionskrankheit

Dringen Erreger in den Körper ein, dann ist von einer Infektion die Rede. Ist das Immunsystem intakt, dann macht es die meisten Erreger schleunig unschädlich. Treten jedoch Krankheitszeichen auf, dann wird von einer Infektionskrankheit gesprochen.

Auf einen Blick

- Prävention und Behandlung leichter bakterieller Infektionen und Pilzerkrankungen
- Vorbeugung von bakteriellen Infektionen nach einer Virusinfektion (Superinfektion)
- Zurückdrängung und Verkürzung bestimmter Virusinfektionen

Pflanzen in diesem Buch: Baptisia (Wilder Indigo), Brunnenkresse, Eisenkraut, Eukalyptus, Ingwer, Kapuzinerkresse, Katzenkralle (Uncaria), Meerrettich, Melisse, Propolis, Schwarzer Rettich, Taigawurzel, Thymian, Umckaloabo, Zaubernuss, Zistrose, Zwiebel.

Körperzellen schützen: Antioxidative Heilpflanzen

Antioxidantien sind chemische Verbindungen, die reaktive Sauerstoff- und Stickstoffmoleküle (freie Radikale) neutralisieren und die Zellen vor Schädigungen schützen. Viele Heilpflanzen wie zum Beispiel Aronia, Rosenwurz und Zistrose sind besonders reich an Antioxidantien. Auf das Immunsystem wirken sie entweder entlastend oder stärkend.

WANN ANTIOXIDANTIEN HELFEN KÖNNEN

Wer ständig erkältet ist und an Entzündungen leidet, kann ein Defizit an Antioxidantien haben. Auch in der Vorbeugung von Krebserkrankungen scheinen Antioxidantien eine wichtige Rolle zu erfüllen. Sie schützen die Erbsubstanz direkt und indirekt vor Schädigungen, indem sie oxidativen Stress wie Entzündungen abmildern oder verhindern.

Zu den wichtigsten Faktoren, bei denen antioxidativ wirksame Heilpflanzen zum Einsatz kommen, gehören:

- **Nachweislicher oxidativer Stress:** Ergibt eine Blutuntersuchung, dass oxidativer Stress vorliegt, sollten Antioxidantien ergänzt werden.

- **Entzündungskrankheiten:** Antioxidantien können der Entstehung von Entzündungskrankheiten vorbeugen. Zudem können sie das Voranschreiten der Erkrankungen oder akute Symptome unter bestimmten Voraussetzungen bremsen. Wichtig ist es dann, geeignete Antioxidantien für die jeweilige Erkrankung einzusetzen. Entzündungskrankheiten sind zum Beispiel Prostataentzündung und Nasennebenhöhlenentzündung. Zudem gehen Autoimmunerkrankungen wie die Schilddrüsenerkrankung Morbus Basedow und Schuppenflechte (Psorisias) mit Entzündungen einher.

- **Umweltgifte:** Schadstoffe wie Zigarettenrauch, Feinstaub, Pestizide und Herbizide schädigen die Körperzellen und verursachen oxidativen Stress. Dadurch wird das Immunsystem zusätzlich belastet.

- **Ausdauer- und Kraftsport:** Wer regelmäßig intensiven Sport betreibt, kurbelt dadurch die Stoffwechselprozesse und den Energieumsatz an, damit die Muskeln arbeiten können. Einerseits bildet der Körper dadurch selbst mehr Antioxidantien, zum Beispiel Glutathion und antioxidative Enzyme wie Superoxiddismutase (SOD), Glutathionperoxidase (GPx) oder Katalase. Andererseits können hohe Belastungen und Trainingsreize zu einem erhöhten Bedarf an Antioxidantien wie sekundären Pflanzenstoffen führen, die idealerweise durch die tägliche Ernährung zugeführt werden.

- **Fehlernährung:** Antioxidantien stecken in Gemüse, Obst, Kartoffeln, Hülsenfrüchten, Vollkornprodukten und in Nüssen. Wer auf diese Lebensmittel verzichtet oder zu wenig davon isst, riskiert auf die Dauer ein Defizit an Antioxidantien und hat ein erhöhtes Risiko für oxidativen Stress. Dass ein Lebensmittel Antioxidantien enthält, kann man mit dem bloßen Auge erkennen, da es sich oft um Farbstoffe handelt, die das Lebensmittel wahlweise blau, rot, orange, gelb, grün oder schwarz färben.

AUF DIE DOSIS KOMMT ES AN

Reaktive Sauerstoff- und Stickstoffmoleküle entstehen auf ganz natürliche Weise durch die Prozesse im Stoffwechsel. Sie haben sogar physiologische Funktionen wie zum Beispiel die Abwehr von Viren und Bakterien und sie bauen Fremdstoffe ab. Auch auf die muskuläre Kraftentwicklung (Muskelkontraktion), die Mitochondrien und die Blutgefäße üben freie Radikale regulierende Eigenschaften aus. Dass freie Radikale zudem als Signalmoleküle bei unterschiedlichen Stoffwechsel- und Anpassungsprozessen agieren, macht sie zu wichtigen Substanzen, die keineswegs nur schädlich sind.

In Zeiten hoher Belastungen, etwa bei langanhaltendem emotionalem Stress, extremer körperlicher Belastung, nach zu starker Sonnenstrahlung und einer hohen Belastung durch Pestizide, Zigarettenrauch und andere Gifte, kann die Anzahl freier Radikaler allerdings stark zunehmen. Dann können sie den Schadstoffen sogar dabei helfen, sich im Körper auszubreiten. In diesem Fall ist von oxidativem Stress die Rede.

Freie Radikale können die Gesundheit dann auf verschiedene Art und Weise beeinträchtigen: Sie schädigen die Erbsubstanz (DNA), die Proteine der Zellen sowie die Membranen (Zellhüllen) ungesättigter Fettsäuren. Aus diesem Grund verursachen sie Entzündungen. Durch die Schädigungen in und an den Zellen lassen freie Radikale die Zellen daher schneller „verrosten" und sind somit eine Ursache für den Alterungsprozess. Wer ausreichend Antioxidantien zu sich nimmt, schützt damit also nicht nur die Körperzellen, sondern betreibt auch wortwörtlich „Anti-Aging" von innen heraus.

Freie Radikale üben außerdem negative Wirkungen aus, indem sie die Oxidation des Blutfettes steigern. In Folge entstehen große Mengen an Cholesterin, das die Gefäße schädigt. Die Rede ist vom Very-Low-Density Lipoprotein (VLDL) und Low-Density-Lipoprotein (LDL). Gutes, gefäßschützendes Cholesterin, das sogenannte High-Density-Lipoprotein (HDL) nimmt hingegen ab.

Man nimmt außerdem an, dass oxidativer Stress in der Entstehung schwerer Krankheiten wie zum Beispiel Krebs eine Rolle spielen.

Gesunde Menschen haben eigentlich genügend Schutzmechanismen, um die freien Radikale zu neutralisieren. Hierfür bildet der Körper spezielle Enzyme, wie zum Beispiel die Superoxiddismutase (SOD) und die Glutathionperoxidase (GPx). Zudem sind viele Gemüse- und Obstsorten wie Nüsse und Vollkornprodukte reich an Antioxidantien. Gesunde Menschen, die täglich drei Portionen Gemüse (450 g oder mehr) und zwei Portionen Obst (250 g) essen, sind gut mit Antioxidantien versorgt und vor freien Radikalen geschützt.

Bei vielen Erkrankungen, die das Immunsystem betreffen wie Erkältungen und Entzündungskrankheiten laufen die Stoffwechselprozesse aber schneller ab, als bei gesunden Menschen. Dadurch kommt es häufiger zu oxidativem Stress, der nicht mehr vom Körper kompensiert werden kann: Es kommt vermehrt zu Entzündungen, die das Immunsystem wiederum beeinträchtigen – ein Teufelskreis.

Allerdings gilt: Radikalfänger sollten niemals in unbegrenzten Mengen eingenommen werden. Der Grund hierfür ist, dass sich ihre Wirkung ansonsten ins Gegenteil umkehren kann. Mit anderen Worten: Zu große Mengen an Antioxidantien verursachen dann wiederum oxidativen Stress, der dem Körper Schaden zufügt.

Wer ganz sicher gehen möchte, ob oxidativer Stress besteht, sollte eine Ärztin oder einen Arzt aufsuchen und eine Blutuntersuchung durchführen lassen. Dann kann der oxidative Status im Blut ermittelt werden und ggf. eine Ergänzung mit Antioxidantien erfolgen.

Vorsicht bei chronischen Krankheiten

Während der Behandlung akuter Krebserkrankungen und akuter chronischer Krankheiten ist besondere Vorsicht im Umgang mit Antioxidantien geboten: Indem die Antioxidantien freie Radikale neutralisieren, können sie den Behandlungserfolg von erforderlichen Therapien bei einer Krebsbehandlung stören und im schlimmsten Falle sogar unwirksam machen! Bei einer Chemo- oder Strahlentherapie müssen die Krebszellen notwendigerweise zerstört werden. Gleiches gilt für die Behandlung anderer akuter chronischer Krankheiten wie zum Beispiel die chronisch entzündliche Darmerkrankung Morbus Crohn. Zu viele Antioxidantien bremsen den Behandlungserfolg, da sie den Abbau von Giftstoffen und deren Ausscheidung fördern, was zum Beispiel im Falle einer Chemotherapie das eingesetzte Medikament ist. Aus diesem Grund sollte bei allen chronischen Erkrankungen ein Gespräch vor dem Einsatz hoher Mengen Antioxidantien mit der Ärztin oder dem Arzt gesucht werden. Der tägliche Verzehr von fünf Portionen Gemüse und Obst ist allerdings von diesem Warnhinweis ausgenommen, da sich die Verzehrsmengen an die Allgemeinbevölkerungen richten und Überdosierungen so gut wie unmöglich sind.

Auf einen Blick

- Unschädlichmachen freier Radikale im menschlichen Körper
- Zellschutz
- Anti-Aging
- Schutz vor vorzeitiger Hautalterung
- Krebsprävention
- Prävention vor Entzündungskrankheiten
- Direkte oder indirekte Stärkung des Immunsystems

Pflanzen in diesem Buch: Aronia, Brunnenkresse, Heidelbeere, Holunder, Jiaogulan, Kapuzinerkresse, Katzenkralle, Linde, Meerrettich, schwarzer Rettich, Rosenwurz, Schlafbeere, Taigawurzel, Umckaloabo, Zaubernuss, Zistrose

Stille und akute Entzündungen abwehren: Antientzündliche Heilpflanzen

Entzündungshemmende Heilpflanzen entlasten das Immunsystem und eignen sich zur unterstützenden Anwendung bei zahlreichen Beschwerden, die von Akne über Migräne bis hin zu Schuppenflechte reichen. Sie mildern äußere wie innere Brände ab und eignen sich zur unterstützenden Behandlung stiller und akuter Entzündungen. Zu ihren Vertretern gehören Eukalyptus, Grüntee, Heidelbeeren, Lein und Zaubernuss. Die Wirkweise von entzündungshemmenden Heilpflanzen ist oft verschiedenartig. So ist es den Inhaltsstoffen einiger Kräuter zu verdanken, dass sie die Schleimhäute abdichten und so antientzündlich wirken. Andere Heilpflanzeninhaltsstoffe bekämpfen Krankheitserreger hingen ganz direkt und bewirken so eine Abmilderung der Entzündung.

Unterschiede zwischen einer Infektion und einer Entzündung

Infektion: Krankheitskeime wie Bakterien, Parasiten, Pilze und Viren dringen in den Körper ein und siedeln sie sich dort an. Anschließend kommt es zu einer Vermehrung.

Entzündung: Wehrt der Körper innere oder äußere Reize wie z. B. Fremdkörper, Strahlen, Druck oder Krankheitskeime ab, kommt es zu einer Entzündung.

Eine Entzündung wird also nicht immer durch eine Infektion ausgelöst, aber jede Entzündung löst im Körper eine Abwehrreaktion über das Immunsystem aus. Deshalb beansprucht jede Entzündung das Immunsystem.

WAS EINE ENTZÜNDUNG AUSLÖST

Eine Entzündung ist eine körpereigene Abwehrreaktion auf schädliche Reize. Lokal und akut, meist gegen externe Stressoren wie Fremdstoffe und Krankheitserreger, aber auch still und oft ausgebreitet im Inneren, durch Faktoren wie freie Radikale und viel Bauchfett durch ein überaktives Immunsystem.

Zu den wichtigsten auslösenden Ursachen gehören:

- **Krankheitskeime:** Eine Infektion durch krankmachende Mikroorganismen oder deren giftigen Ausscheidungen befallen einzelne Körperzellen, Gewebe oder sie siedeln sich in Organen an, reizen oder schädigen sie. Dadurch wird eine Entzündungsreaktion ausgelöst.

- **Stöße, Stürze und physikalische Reize:** Jede Prellung, Zerrung, Verstauchung oder Bluterguss reizt oder schädigt das betroffene Gewebe. Dadurch kommt es zu einer Entzündungsreaktion. Gleiches gilt bei Sonnenbrand, Verbrennungen und Erfrierungen.

- **Chemikalien und Giftstoffe:** Kommen Gewebe mit Giften oder Säuren in Kontakt, reagiert der Körper mit einer Entzündungsreaktion. Auch Zigarettenrauch und Alkohol sind Schadstoffe und können Entzündungen einzelner Organe oder systemische Entzündungen begünstigen.

- **Fremdkörper:** Um fremde Substanzen wie z. B. Holzsplitter oder Dornen aus dem Körper zu entfernen, reagiert das betroffene Gewebe mit einer Entzündungsreaktion.

- **Körpereigene Abbauprodukte:** Bestimmte Stoffwechselabbauprodukte wie z. B. Harnsäurekristalle entstehen im Körper selbst. Siedeln sie sich beispielsweise in den Zehen oder den Ohren an, kommt es zu einer Entzündungsreaktion um die Kristalle nachfolgend durch die Zellen des Immunsystems abzubauen.

- **Allergene:** Bestimmte Inhaltsstoffe von Nahrungsmitteln, Pollen und Tierhaare lösen bei Allergikern eine Entzündungsreaktion aus, wenn sie mit dem entsprechenden Allergen in Kontakt kommen.

- **Autoimmunerkrankungen:** Stuft das Immunsystem das eigene Körpergewebe als schädlich ein und bekämpft es, ist von einer Autoimmunerkrankung die

Rede. Beispiele für Autoimmunerkrankungen sind die Darmerkrankung Morbus Crohn, Schuppenflechte (Psorisias), Typ-1-Diabetes, Multiple Sklerose und die rheumatoide Arthritis. Alle Autoimmunerkrankung gehen mit Dauerentzündungen (chronischen Entzündungen) einher. Zumeist lassen sich die Symptome gut mit Medikamenten behandeln. Heilbar sind sie bislang jedoch nicht.

- **Erkrankungen, die Dauerentzündungen verursachen:** Bestimmte Krankheiten wie die Mandelentzündung, Bronchitis oder Parodontitis äußern sich zunächst durch akute Entzündungsreaktionen. Heilt die Erkrankung jedoch nicht vollständig aus, kann es über die Zeit zu einer Dauerentzündung kommen. Die Rede ist dann von einer sekundären chronischen Entzündung.

- **Weißes Körperfett:** Menschen, die einen hohen Körperfettanteil haben, neigen eher zu Entzündungen. Insbesondere weißes Fettgewebe (z. B. Bauchfett, Unterhautfettgebe) führt zur vermehrten Freisetzung von Entzündungsbotenstoffen und es kann das Immunsystem beeinträchtigen, indem es die Abwehrzellen in einer Art Daueralarmzustand hält.

AKUTE ENTZÜNDUNGEN

Akute Entzündungen zeigen sich dadurch, dass bestimmte Entzündungswerte im Blut erhöht sind, zum Beispiel die Menge der weißen Blutkörperchen (Leukozyten), C-reaktiv Protein (CRP), die Blutsenkungsgeschwindigkeit (BSG) und der Gerinnungsfaktor Fibrinogen. Fibrinogen ist für die Blutgerinnung und die Wundheilung von Bedeutung. Äußerlich und innerlich zeigen sie sich zudem durch Rötung, Schwellung, Schmerz, Überwärmung und Funktionseinschränkung. Akute Entzündungen sind immer ein Warnsignal und ein Zeichen dafür, dass eine Krankheit gerade aktiv voranschreitet. Beispiele für Erkrankungen, die mit akuten Entzündungszeichen einhergehen sind Gelenkentzündungen, Schleimhautentzündungen, Leberentzündungen, Hautentzündungen und Darmentzündungen. Auch bei Migräne kommt es neuen Erkenntnissen zufolge zu Entzündungsreaktionen.

Je nachdem, um welche Form der akuten Entzündung es sich handelt, können sie durch Heilpflanzen innerlich wie äußerlich abgemildert werden. Einige Pflanzenstoffe wie Heidelbeere und Zaubernuss fördern die Abheilung und mildern so akute Brände ab, andere Heilpflanzen wie Kapuzinerkresse und Rettich wirken abmildernd auf das Entzündungsgeschehen, indem sie Krankheitskeime wie Bakterien und Pilze bekämpfen. Wieder andere Heilpflanzen wie Mädesüß bremsen die Bildung von Entzündungsbotenstoffen im Körper.

STILLE ENTZÜNDUNGEN

Stille Entzündungen belasten den Körper, ohne dass Betroffene meist etwas davon spüren. Der Grund ist das Fehlen der typischen Entzündungszeichen. Bei stillen Entzündungen sind die Entzündungswerte im Blut in der Regel nicht krankhaft erhöht. Sie befinden sich aber im oberen Bereich des „Normalen". Ausgelöst werden stille Entzündungen beispielsweise durch Dauerstress, chronisch-latente Übersäuerung, zu viel Körperfett, Übergewicht und Adipositas.

Stille Entzündungen stehen zudem im Verdacht die Entstehung bestimmter Erkrankungen begünstigen zu können. Dazu gehört beispielsweise die Depression.

Antientzündliche Heilpflanzen, die stille Entzündung abmildern können, sind beispielsweise Aronia, Flohkraut, Grüntee und Jiaogulan.

WIE SICH ENTZÜNDUNGEN AUSBREITEN

Um Krankheitskeime, Giftstoffe oder Fremdkörper zu bekämpfen oder zu entfernen löst eine Entzündung immer eine Abwehrreaktion des Immunsystems aus. Während der Entzündung werden die Kapillaren (kleine Blutgefäße) durchlässiger, sodass verstärkt Entzündungszellen in das befallene Gewebe einwandern können.

Im Blut befinden sich natürlicherweise viele Enzyme, die chemische Reaktionen beschleunigen. Zwei dieser Enzyme heißen Cyclooxygenase, kurz COX, und Lipoxygenase. Verbinden sich diese Enzyme mit der ebenfalls im Körper vorkommenden Arachidonsäure, entstehen als Endprodukte Hormone (Gewebshormone). Sie heißen Prostaglandine, Leukotriene und Thromboxane und sie können Entzündungen, Schmerzen, Fieber und das Verklumpen von Blutplättchen verursachen.

Zur Bekämpfung der Entzündung können dann entweder die Enzyme, z. B. die COX oder Lipoxygenase, gehemmt oder die Aufnahme der Arachidonsäure vermindert werden.

WIE PFLANZLICHE ENTZÜNDUNGSHEMMER WIRKEN

Viele der heute schulmedizinisch gebräuchlichen Entzündungshemmer entstammen ursprünglich dem Pflanzenreich und wurden weiterentwickelt. Bei leichten Entzündungen wie bei Insektenstichen oder Hautabschürfungen können Heilpflanzen allein helfen. Sind die Entzündungen großflächig und schwerwiegend, kommen die Pflanzenstoffe als Unterstützer zum Einsatz.

Die Wirkweisen der einzelnen Heilpflanzen sind dabei sehr verschieden.

Manche der Pflanzeninhaltsstoffe bekämpfen Krankheitskeime sehr direkt. Dies ist beispielsweise bei Eukalyptus durch die ätherischen Öle der Fall. Heilpflanzen wie die Kapuzinerkresse, Brunnenkresse und Meerrettich bremsen die Keime durch Senfölverbindungen aus.

Andere Heilpflanzen wie z. B. Aronia, Grüntee und die Zaubernuss mildern Entzündungen durch ihre schleimhautschützenden Wirkungen ab: Die Gerbstoffe der Heilpflanzen dichten Oberflächen ab, die besonders empfänglich für Krankheitskeime sind, z. B. die Schleimhäute.

Zudem gibt es Heilpflanzen deren Wirkungen mit schulmedizinischen steroidalen Entzündungshemmern (z. B. Cortison) und nicht steroidalen Antiphlogistika (NSAR) (z. B. Diclofenac und Ibuprofen) vergleichbar sind.

Eine Sonderstellung nimmt der Rosenwurz ein. Die Heilpflanze kann bei langfristiger Einnahme die körpereigene Cortisonproduktion drosseln. Andere Heilpflanzen sind in ihrer Wirkung mit denen der nicht steroidalen Antiphlogistika vergleichbar, Mädesüß zum Beispiel.

Auf einen Blick

- Förderung der Abheilung
- Schutz vor inneren und äußeren Reizen
- Reduktion von Enzymen, die für eine Entzündung nötig sind
- Verringerung von Entzündungsbotenstoffen

Pflanzen in diesem Buch: Linde, Holunder, Heidelbeeren, Rosenwurz, Mädesüß, Zaubernuss.

Wirksame Heilpflanzentherapie

In jedem Medizinsystem der Erde werden Heilpflanzen für die Vorbeugung, Linderung und Heilungen von Krankheiten eingesetzt. Sie enthalten hocheffektive Inhaltsstoffe für eine anhaltende Gesundheit und die Besserung vieler Beschwerden. Einige dieser Heilpflanzen regulieren, stärken oder entlasten das Immunsystem. Ausschlaggebend für ihre Wirksamkeit sind Dosis und Frequenz. Dabei ist der Übergang von einem pflanzlichen Medikament zu einem Lebensmittel oft fließend. Eine systematische Anwendung ist dann entscheidend, egal ob der Pflanzenstoff gegessen oder anderweitig eingenommen wird.

Der gesundheitliche Nutzen und die medizinische Wirkung stehen bei allen Heilpflanzen im Vordergrund. Im Unterschied zu Lebensmitteln, die etwa wegen des Genusses oder ihrer Nährstoffe gegessen werden, haben Heilpflanzen den Zweck, die Gesundheit zu beeinflussen. Deshalb werden Heilpflanzen oft phasenweise über mehrere Tage, Wochen oder wenige Monate angewendet. Es gibt aber auch Heilpflanzen, die für die Daueranwendung geeignet sind wie z. B. Flohsamen und Leinsamen.

Damit sie richtig wirken, muss eine bestimmte Wirkstoffkonzentration erreicht werden. Viele können bereits als Tee eine pharmakologische Wirkung ausüben. Dazu gehören beispielsweise Sanddorn und Thymian. Andere Heilpflanzen bedürfen höherer Dosierungen, deshalb sollten sie in Präparat-Form eingenommen werden, um eine wirksame Dosis und Frequenz sicherzustellen. Dies ist etwa bei Umckaloabo und dem Rosenwurz der Fall.

Vorteile und Grenzen

Heilpflanzen für ein starkes Immunsystem werden entsprechend der individuellen Bedürfnisse des Menschen eingesetzt. Die meisten Medizinsysteme, die Heilpflanzen in der Therapie verwenden, sind ganzheitlich ausgerichtet, wobei im Mittelpunkt einer Behandlung der Mensch steht und nicht allein die Krankheit oder das Symptom.

Die Behandlung mit Heilpflanzen gilt als eine sanfte Form der Therapie. Dies ist in vielen Fällen zutreffend: Es gibt Heilpflanzen deren Anwendung nebenwirkungsfrei sind und die keinerlei Wechselwirkungen haben wie z. B. der Sanddorn. Andere Heilpflanzen können sehr wohl unerwünschte Effekte auslösen, etwa der Purpursonnenhut und die Schlafbeere. Hier gilt es wie bei allen Medikamenten, den Nutzen und das Risiko abzuwägen. In der Regel aber sind Heilpflanzen für ein starkes Immunsystem gut verträglich und ihre Anwendung ist mit wenigen Risiken verbunden.

Dieser Gesichtspunkt ist wichtig, da die meisten Pflanzen in diesem Buch nicht nur einmal zu Prophylaxezwecken oder für die Behandlung von Beschwerden eingenommen werden, sondern mehrmals täglich und über einen Zeitraum von Tagen bis Monate.

Sie entfalten ihre Wirkung zumeist erst nach und nach, weswegen sie sich für die Anwendung von chronischen Beschwerden oder immer wiederkehrenden Infekten besonders gut eignen. Auch bei leichten bis mittelschweren Beschwerden wie z. B. bei einer Bronchitis, bei Hautentzündungen oder bei Lippenherpes können sie das Immunsystem beruhigen und die Abheilung unterstützen. Bei schweren Krankheiten wie z. B. einer Lungenentzündung sind Heilpflanzen aber nicht als alleiniges Medikament geeignet. Hier können sie allenfalls prophylaktisch oder unterstützend wirken.

Heilpflanzen als Arzneimittel, Nahrungsergänzung und Lebensmittel

Für ein besseres Verständnis werden die wichtigsten Begrifflichkeiten erklärt, die in diesem Buch und in der Literatur über Heilpflanzen gängig sind:

KRAUT

Verholzen die oberirdischen Triebe von Pflanzen und krautigen Pflanzen nicht oder nur unwesentlich, ist von einem Kraut die Rede. Sie bleiben also krautartig, sind relativ weich und bauen kein dauerhaftes oberirdisches Sprossgerüst wie Äste auf.

KÜCHENKRAUT

Küchenkräuter sind krautige Pflanzen, die nach dem Berühren oder Verarbeiten von aromatischen Pflanzenteilen Düfte freigeben. Sie werden vorwiegend frisch geerntet und gegessen. Bei Küchenkräutern steht das Geschmackserlebnis im Vordergrund. Zudem regt ihr Geruch die Sinnesorgane an, sie speichern viele Mikronährstoffe und können positive Wirkungen auf die Gesundheit entfalten.

GEWÜRZ

Meist sind mit Gewürzen getrocknete Pflanzen oder getrocknete Pflanzenteile wie Samen, Rinden und Wurzeln gemeint, selten Frische. Sie finden in der Küche oft wegen ihrer besonderen Eigenschaften zur Geschmacksverbesserung, Appetitanregung und als Verdauungsstütze Verwendung. Der therapeutische Nutzen steht bei unregelmäßigem Gebrauch im Hintergrund.

HEILPFLANZE

Enthalten ein oder mehrere Pflanzenorgane wie Wurzeln oder Blüten Substanzen, die für therapeutische Zwecke verwendet werden, handelt es sich um eine Heilpflanze. Der Übergang zwischen Kräutern, Küchenkraut, Gewürz und Heilpflanze ist fließend.

DROGE

Getrocknete Heilpflanzen werden im Gesundheitswesen oder im pharmazeutischen Handel als Drogen bezeichnet. Drogen sind keine Suchtmittel, wie dies im allgemeinen Sprachgebrauch verstanden wird.

LEBENSMITTEL

Die Verzehreignung von Lebensmitteln stellt die Grundbedingung dar, wobei Ernährung und Genuss bei Lebensmitteln einen wichtigen Stellenwert haben. Lebensmittel liefern dem Körper Nährstoffe und dürfen normalerweise nicht mit krankheitsbezogenen Aussagen deklariert werden, selbst wenn ein solcher vorliegt. Manche Heilpflanzen können daher als Lebensmittel bezogen werden, weil sie traditionell als Lebensmittel gebraucht oder weil die Bedingungen für Arzneimittel noch nicht erfüllt werden. Ausnahmen gibt es bei diätetischen und funktionellen Lebensmitteln.

SUPERFOOD

Hiermit werden Lebensmittel bezeichnet, die aufgrund ihrer Nährstoffe positiv auf die Gesundheit und das Wohlbefinden wirken sollen. Superfood soll außerdem im Vergleich zu anderen Lebensmitteln einen höheren Vitalstoffgehalt haben.

NAHRUNGSERGÄNZUNGSMITTEL

Diese „Lebensmittel" können die normale Ernährung ergänzen. Sie haben eine höhere Dosis an bestimmten Nährstoffen als „normale Lebensmittel", benötigen aber keine arzneimittelrechtliche Zulassung und werden weniger stark kontrolliert als Arzneimittel. Nahrungsergänzungsmittel werden nach dem Lebensmittelrecht zugelassen.

ARZNEIMITTEL

Der Nachweis zu Qualität, Wirksamkeit und Unbedenklichkeit ist für die Zulassung von Arzneimitteln eine Grundbedingung. Freiverkäufliche Arzneimittel sind in Apotheken, Reformhäusern oder im Lebensmitteleinzelhandel verfügbar. Strengere Auflagen bestehen für apothekenpflichtige Arzneimittel, die nur in Apotheken und durch Fachkräfte an Verbraucher abgegeben werden dürfen. Die Abgabe von verschreibungspflichtigen Arzneimitteln erfolgt durch Vorlage eines ärztlichen Rezeptes.

Heilpflanzenkunde als Bestandteil der Schulmedizin

Der Einsatz aller pflanzlichen Medikamente beruhte zunächst auf Beobachtung und Erfahrung. Aus diesem Grund ist bei der Heilpflanzenkunde oft von Erfahrungsmedizin die Rede. Heute werden und wurden viele traditionelle pflanzliche Medikamente zu ihrer Wirkweise wissenschaftlich untersucht und dabei gelangen Wissenschaftler zu immer neuen Erkenntnissen. Die moderne (rationale) Phytotherapie erhebt denselben Anspruch zur Wirksamkeit und Nachprüfbarkeit wie bei anderen schulmedizinischen Arzneimitteln.

Viele Heilpflanzen sind bereits nach dem Arzneimittelgesetz zugelassen und erfüllen dieselben Anforderungen wie schulmedizinische Medikamente. Hierzu zählen beispielsweise Ginkgo, Purpursonnenhut und Flohkraut. Andere Heilpflanzen erfüllen zwar erste international geforderte wissenschaftliche Bestätigungen für ihre Wirksamkeit, etwa durch den Ausschuss für pflanzliche Arzneimittel (HMPC), den europäischen Dachverband der nationalen Gesellschaften für Phytotherapie (ESCOP) oder der Weltgesundheitsorganisation (WHO). Sie sind in Europa jedoch als „traditionelles Arzneimittel" eingestuft, weil zu wenige zuverlässige Studienergebnisse zu der Wirksamkeit der Pflanzenstoffe bei Menschen vorliegen. Voraussetzung für die Zulassung als traditionelles Arzneimittel in Europa ist, dass der Pflanzenstoff seit mindestens 30 Jahren in einem Land der Europäischen Union medizinisch eingesetzt wird und das nach aktuellem Kenntnisstand keine Gesundheitsgefährdung durch die Einnahme besteht. Zudem muss der medizinische Einsatz zumindest plausibel sein.

Wieder andere Heilpflanzen für ein starkes Immunsystem, wie z. B. Jiaogulan, konnten in verschiedensten Studien ihr Potenzial zur Stärkung der Abwehrkräfte unter Beweis stellen, wurden aber bislang noch nicht systematisch bewertet. Um die Hürde zu einem schulmedizinisch anerkannten oder traditionellen pflanzlichen Arzneimittel zu nehmen, bedarf es einer scharfen Kontrolle seitens der bewertenden Institutionen wie dem HMPC, ESCOP oder der WHO, was gut und notwendig ist, um den Nutzen zu garantieren und gesundheitliche Risiken durch die Anwendung von Heilpflanzen einzudämmen.

Wichtige Inhaltsstoffe, deren Eigenschaften und Wirkungen

Die Wirkungen von Superkräutern können nur in wenigen Fällen an einem einzelnen Inhaltsstoff festgemacht werden. Oftmals kommt es auf das Zusammenspiel der Inhaltsstoffe untereinander an, um die herausragende Wirkung voll entfalten zu können.

FRASSSCHUTZ FÜR PFLANZEN – KONZENTRATIONSSTEIGERUNG FÜR MENSCHEN: ALKALOIDE

Alkaloide sind im Pflanzenreich weitverbreitet und ihre Anwesenheit ist bei Menschen nicht immer erwünscht, weil sie auch für Menschen giftig sein können. Richtig dosiert sind Alkaloide wegen ihrer Wirkungen auf das Zentralnervensystem, das vegetative Nervensystem und die Atmung allerdings nützlich. Therapeutisch kommen Alkaloide in standardisierten Dosierungen oftmals bei leichten Herz-rhythmusstörungen, Müdigkeit und selten zur Verdauungsförderung zum Einsatz. Das bekannteste Alkaloid ist Coffein. Die Anwesenheit von sogenannten Pyrroli-zidinalkaloiden und Alkaloiden aus Kreuzkräutern ist hingegen unerwünscht. Sie können abhängig von Dosis und der Regelmäßigkeit der Anwendung das Leber-, Lungen- und Nierengewebe schädigen. In Heilpflanzen für das Immunsystem sind Alkaloide eher selten zu finden. Beispiele hierfür sind die Katzenkralle und die Schlafbeere.

LOCKSTOFF FÜR PFLANZEN – ENTZÜNDUNGSHEMMER UND WOHLTAT FÜR DIE PSYCHE BEIM MENSCHEN: ÄTHERISCHE ÖLE

Ätherische Öle können manchmal aus 1000 oder mehr Bestandteilen zusammen-gesetzt sein. Ähnlich breit ist ihr Wirkspektrum aufgestellt. Je nach Superkraut und Heilpflanze sind ätherische Öle hervorragende Substanzen mit Wirkung gegen Bakterien, Pilze und Viren. Ätherische Öle können allerdings auch krampflösen-de Eigenschaften besitzen, wobei sie hierbei meistens von Flavonoiden unterstützt werden. Die örtlich reizende und durchblutungsfördernde Wirkung von ätheri-schen Ölen hat auf der Haut oftmals zusätzlich entzündungshemmende Effekte. Beim „Zielorgan" Bronchien hat die reizende und durchblutungsfördernde Wir-kung ätherischer Öle auswurffördernde Eigenschaften und im Magen-Darm-Trakt bewirken sie eine Verdauungsförderung. Darüber hinaus können ätherische Öle entzündungshemmend wirken, die Nierendurchblutung steigern und damit die Wasserausscheidung fördern ohne entwässernde Effekte zu zeigen. Außerdem gibt es ätherische Öle, die entspannungsfördernd wirken können und parallel anregende Wirkungen auf das Herz-Kreislauf- und Gefäßsystem besitzen. Ätherische Öle sind in Heilpflanzen für das Immunsystem häufig zu finden, z. B. in Eukalyptus und Thymian.

FRASSSCHUTZ FÜR PFLANZEN UND VERDAUUNGSSTIMULATION BEI MENSCHEN: BITTERSTOFFE

Bitterstoffe sind keine eigene Substanzgruppe, sondern es können z. B. Flavonoide, Gerbstoffe oder Alkaloide sein. Die Gemeinsamkeit aller Bitterstoffe ist, dass sie das Wasser im Mund zusammenlaufen lassen. Sie stimulieren die Geschmacks-knospen auf der Zunge und regen reflexartig die Bildung von Verdauungssäften an. Dazu gehören beispielsweise Speichel, Magensaft, Galle, aber auch die Verdauungssäfte der Bauchspeicheldrüse. Bitterstoffe können außerdem das Immunsystem stimulieren und werden daher bei leichten Infekten eingesetzt. In Heilpflanzen für das Immunsystem sind Bitterstoffe manchmal zu finden, etwa in der Taigawurzel oder Zistrose.

RESERVESPEICHER FÜR PFLANZEN UND ENERGIELIEFERANT FÜR MENSCHEN: FETTE UND ÖLE

Fette sind für Menschen wichtige Energielieferanten, die gespeichert und jederzeit wieder mobilisiert werden können. Manche Fette und Öle üben einen pharmakologischen Effekt auf den Darm aus und wirken abführend. Interessant sind Fette und Öle jedoch im Hinblick auf ihre Fettsäurezusammensetzung. Vor allem die Omega-3-Fettsäuren sind von starkem Interesse, denn sie können Entzündungsprozesse minimieren. Fette und Öle spielen in Heilpflanzen für das Immunsystem nur gelegentlich eine Rolle. Enthalten sind sie z. B. in Leinsamen und in den Kernen von Sanddornbeeren.

INFEKTIONSSCHUTZ FÜR PFLANZEN UND ZELLSCHUTZ FÜR MENSCHEN: FLAVONOIDE

Zu der Gruppe der Flavonoide gehören eine ganze Reihe interessanter Substanzen, die positiv für die Gesundheit sind. Ganz allgemein wirken Flavonoide antientzündlich. Manche Flavonoidverbindungen schützen vor Wassereinlagerungen und fördern die Wasserausscheidung. Darüber hinaus verfügen fast alle Flavonoide über eine Schutzwirkung auf die kleinsten Blutgefäße, die Kapillare. Die antioxidativ wirkenden Anthocyanidine gehören auch zu der Gruppe der Flavonoide. In Superkräutern spielt die große Gruppe der Flavonoide eine herausragende Rolle. Flavonoide sind in fast allen Heilpflanzen für das Immunsystem vorhanden, von Aronia bis Zistrose.

FÄULNISSCHUTZ FÜR PFLANZEN UND SCHLEIMHAUTSCHUTZ BEI MENSCHEN: GERBSTOFFE

Früher wurden Gerbstoffe um ihre Eigenschaft als Hilfsmittel beim Gerben geschätzt. Heute haben sie besonders wegen ihrer adstringierenden Wirkung einen hohen Stellenwert. Superkräuter mit Gerbstoffen werden meistens bei verletzten Schleimhäuten, Hautoberflächen oder bei Durchfall eingesetzt. Sie wirken oberflächenverdichtend in dem die Gerbstoffe mit den Proteinen auf der Haut reagieren und dann ausfällen. Dadurch entsteht ein Schutzschild, der vor Mikroorganismen schützen kann, aber auch bei Entzündungen im Mund, Rachen bis zum Darm wirksam ist. Gerbstoffe kommen in vielen Heilpflanzen für das Immunsystem vor, z. B. in Aronia und der Zaubernuss.

VERLETZUNGSSCHUTZ FÜR PFLANZEN UND WIRKSAM AUF HERZ, DARM UND IMMUNSYSTEM BEIM MENSCHEN: GLYKOSIDE

Glykoside können in herzwirksame Glykoside, Anthrachinone und Glucosinolate eingeteilt werden. Während herzwirksame Glykoside besonders die Kontraktionskraft des Herzens fördern können und daher bei einer leichten Herzschwäche (Insuffizienz) Einsatz finden, wirken Anthrachinone ganz anders. Diese haben abführende Eigenschaften und Beschleunigen die Darmpassage. Dem gegenüber stehen die Glucosinolate, die als Scharfstoffe vorkommen können. Viele Heilpflanzen enthalten diese Glykoside, weil sie über antibiotische Eigenschaften verfügen, die die Durchblutung und das Immunsystem stimulieren können. Heilpflanzen für das Immunsystem mit einem hohen Glykosidanteil haben einen wichtigen Stellenwert wegen ihrer antibiotischen Eigenschaften. Sie sind z. B. in Brunnenkresse, Kapuzinerkresse und in Meerrettich enthalten. Herz- und darmwirksame Glykoside sind in Heilpflanzen für das Immunsystem nicht zu finden.

SCHUTZ DER ENERGIESPEICHER IN PFLANZEN UND SCHLEIMLÖSEND BEIM MENSCHEN: SAPONINE

Das Besondere an Saponinen ist ihre Fähigkeit, die Oberflächenspannung von Wasser herabzusetzen und einen stabilen Schaum zu bilden. Darüber hinaus sind ihre Eigenschaften außerordentlich breit gefächert. Je nach Superkraut oder Heilpflanze können Saponine bei festsitzendem Husten auswurffördernd wirken, immunstimulierende Eigenschaften haben, gegen Bakterien, Pilze und Viren nutzen, antientzündlich und gefäßabdichtend oder entwässernd wirken. In Heilpflanzen für das Immunsystem kommen Saponine z. B. in Jiaogulan vor.

STOFFWECHSELFUNKTION FÜR PFLANZEN UND ATEMWEGS- SOWIE DARMPROTEKTIV FÜR MENSCHEN: SCHLEIMSTOFFE

Schleimstoffe werden in lösliche und unlösliche Schleimstoffe eingeteilt und können sehr unterschiedliche Wirkungen entfalten. Lösliche Schleimstoffe legen sich schützend über die Haut oder die Schleimhäute und sind vor allem bei Reizhusten und zur Verminderung des Bronchialschleims hilfreich. Sie können zusätzlich bei entzündlichen Beschwerden im Magen-Darm-Trakt unterstützend eingesetzt werden. Unlösliche Schleimstoffe sind meistens Ballaststoffe. Ihre Wirkungen entfalten sich im Magen und im Darm. Sie wirken sättigungsfördernd, stuhlregulierend und haben einen positiven Einfluss auf die bakterielle Besiedelung des Darms. Zahlreiche Heilpflanzen für das Immunsystem enthalten wertvolle Schleimstoffe, z. B. Flohsamen, Kamillenblüten und Leinsamen.

Exkurs: Nahrung, Lebensweise und Immunsystem

Der Grundstein für ein starkes Immunsystem wird bereits zum Lebensbeginn während der ersten Lebensmonate gelegt. Muttermilch ist nicht nur wichtig für die Nährstoffversorgung, sondern auch für das Immunsystem des Säuglings. Im Laufe des Lebens entwickelt sich das Immunsystem weiter und wird durch die tägliche Ernährung beeinflusst. Auch die Lebensweise und der Einsatz bestimmter Naturheilverfahren können einen Beitrag für starke Abwehrkräfte leisten.

Die tägliche Ernährung und die Lebensweise beeinflussen das Immunsystem auf vielfältige Art und Weise. Sie können zum Beispiel das Mikrobiom des Darms stärken oder schwächen. Zur Erklärung: Zwischen 70 und 80 % aller Antikörper werden im Darm gebildet. Der Darm spielt daher eine große Rolle für ein schlagkräftiges Immunsystem. Auch können stille und akute Entzündungen durch die tägliche Ernährung beeinflusst werden. Eine gute Ernährung, wie zum Beispiel die mediterrane Ernährung und die nordische Diät, kann der Entstehung von Entzündungen vorbeugen und aktive Entzündungen lindern. Nicht zuletzt ist eine gute Nährstoffversorgung mit reichlich sekundären Pflanzenstoffen, Vitaminen und Mineralstoffen wichtig für ein starkes, geschütztes Immunsystem.

Wer sich hingegen hauptsächlich von weißmehlreichem Brot mit Wurst, Fast-Food mit viel Fleisch und wenigen Ballaststoffen sowie zuckerreichen Lebensmitteln und Alkohol ernährt, kann seine Abwehrkräfte auf die Dauer schwächen. Außerdem fördert eine ungesunde Ernährungsweise die Entstehung zahlreicher Erkrankungen wie Adipositas, Bluthochdruck, Diabetes und möglicherweise auch bestimmte Krebserkrankungen.

Ebenso wichtig wie die tägliche Ernährung ist die persönliche Lebensweise. Wer regelmäßig Sport zum Ausgleich treibt, keinen Dauerstress hat und wenn Wechselduschen oder Saunieren feste Bestandteile des Lebens sind, ist der Körper besser vor schädlichen Einflüssen geschützt. Das Immunsystem kann Krankheitskeime dann besser abwehren und gelegentlicher Stress löst keine Schäden aus: Dieser bleibt dann eine Anpassungsleistung des Körpers und stärkt den Organismus in einigen Fällen sogar. Ein Beispiel hierfür ist das Lauftraining. Gerade zu Beginn des Trainings reagiert der Körper mit Stress: Es kommt zu kleinen Muskelfaserrissen (besser bekannt als Muskelkater), man fühlt sich nach dem Training erschöpft und müde. Über die Zeit aber gewöhnt sich der Körper nicht nur an die Belastung, sondern hält auch immer größer werdenden Belastungen stand.

Was macht eine gute Ernährung aus?

Eine gute Ernährungsweise beinhaltet möglichst viele naturbelassene Lebensmittel. Gemeint sind beispielsweise Tomaten und Gurken aus dem eigenen Garten, selbstgemachter Kefir ohne Verpackungsmüll, Brot aus Sauerteig, das ohne technologische Hilfsstoffe wie zusätzliche Enzyme hergestellt wird, Eier oder Forellen vom Landwirt nebenan und Trinkwasser aus der Leitung. Denn je weniger ein Lebensmittel verarbeitet wurde, umso vitalstoffreicher, bekömmlicher und umweltfreundlicher ist es. Im Gegenzug gilt, je stärker ein Produkt industriell ver- beziehungsweise bearbeitet ist, umso mehr mögliche Gesundheitsrisiken liefert es – um nur einige zu nennen: Konservierungsmittel, Antioxidation, Füllstoffe, Farbstoffe, Schaumverhüter, Verdickungsmittel, Emulgatoren, Aromastoffe oder Stabilisatoren.

GEMÜSE, OBST, HÜLSENFRÜCHTE UND FISCH

Eine gute, möglichst naturbelassene Ernährung für eine gute Gesundheit und ein starkes Immunsystem hängen von der Aufnahme von viel Flüssigkeit in Form von Wasser oder ungesüßten Früchte- und Kräutertees ab, am besten 1,5 Liter täglich oder mehr. Wer viel Sport treibt, sollte im Sommer die tägliche Trinkmenge erhöhen. Auch schwarzer Kaffee und Tee zählen ebenso wie Fruchtsaftschorlen (Mischung 1 Teil Saft mit 3 Teilen Wasser) und alkoholfreies Bier zu den empfohlenen Getränken. Sie sollten jedoch nicht die gesamte Flüssigkeitszufuhr ausmachen.

Wasserreich und zugleich unschlagbar in Sachen Vitamine, Mineralstoffe und sekundäre Pflanzenstoffe sind Gemüse, Salat und Obst. Der tägliche Verzehr von 500 Gramm Gemüse und Salat oder mehr sowie zusätzlich rund 250 Gramm Obst tragen zu einem gesunden Wasserhaushalt bei und versorgen jede Zelle des Körpers mit allen nötigen Stoffen, die dann optimal arbeiten können. Auch der Verzehr von möglichst naturbelassenen Hülsenfrüchten, Getreideprodukten und Kartoffeln wirkt sich positiv auf die Gesundheit im Allgemeinen und auf das Immunsystem aus. Linsen und Co. sowie Vollkornprodukte enthalten viel mehr Nährstoffe als Weißmehlprodukte und frittierte Kartoffeln. Gleichzeitig wird so der Körper vor übermäßiger Insulinproduktion geschützt. Das ist besonders für Personen, die zu Übergewicht oder Adipositas, stillen oder akuten Entzündungen neigen, wichtig, da das Hormon Insulin beispielsweise die Fettverbrennung verringert, die Bildung von Entzündungsbotenstoffen fördern kann und indirekt die Bildung männlicher Geschlechtshormone, sogenannter Androgene, fördert. Letztere spielen bei Erkrankungen der Haut, wie z. B. Akne eine Rolle. Denn Androgene regen die Talgproduktion und die Verhornung von Hautzellen an und können so zur Verstopfung von Talgdrüsen führen.

Fetter Seefisch wie Hering oder Lachs enthalten einen hohen Anteil an Omega-3-Fettsäuren, besonders an wirksamer Docosahexaensäure (DHA) und Eicosapentaensäure (EPA). Zudem kommt die Alpha-Linolensäure (ALA), die zur Gruppe der Omega-3-Fettsäuren gehört, in Fetten und Ölen wie Leinöl, Perillaöl, Rapsöl und Walnussöl in großen Mengen vor. Das Gleiche gilt für Leinsamen und Walnüsse. ALA ist im Vergleich zu DHA und EPA deutlich schwächer wirksam, leistet aber dennoch einen wichtigen Beitrag für eine gesunde, entzündungsvorbeugende Ernährungsweise.

Und welchen Einfluss haben Fleisch, Eier und Milchprodukte? Selbstverständlich dürfen diese Lebensmittel auch auf dem Speiseplan stehen – auch bei einer entzündungshemmenden Ernährung. Bei Entzündungskrankheiten sollten sie aber nur gelegentlich gegessen werden. Achten Sie auch darauf, welches Fleisch Sie essen – Schweinefleisch enthält in der Regel mehr entzündungsfördernde Stoffe als Wild, Rindfleisch oder Geflügel.

DIE OPTIMALE NÄHRSTOFFVERSORGUNG

Doch selbst bei einer bewusst gesunden Ernährung gilt nicht immer das Motto „Viel hilft viel". Vielleicht sind Sie der Ansicht, dass Milchshakes, die besonders eiweiß- und vitalstoffreich sind, zu einer besseren Nährstoffversorgung führen und gesünder sind. Das mag stimmen, Fakt ist aber auch, dass bis heute nicht bekannt ist, wie sich sehr große Mengen Eiweiß langfristig auf die Gesundheit auswirken. Im Normalfall reichen 0,8 Gramm Eiweiß pro Kilogramm Körpergewicht am Tag aus. Bei Menschen, die sportlich aktiv sind und mehr als fünf Stunden Sport pro Woche treiben, steigt der Eiweißbedarf allerdings an. Da überflüssige Eiweiße (Proteine) zwar vor allem in Zucker (Glucose) oder Fett umgewandelt, teilweise aber über die Nieren ausgeschieden werden, bleibt abzuwarten, wie sich eine zu eiweißreiche Ernährung etwa auf die Nierengesundheit auswirkt. Was den Bedarf an Mikronährstoffen betrifft, sind Vor- und Nachteile einer Zusatzversorgung wissenschaftlich besser untersucht. Durch die Einnahme bestimmter Medikamente bei Krankheit und in besonderen Situationen können Menschen einen erhöhten Bedarf an (bestimmten) Mikronährstoffen haben. Das beste Beispiel ist die Folsäure, deren Einnahme Schwangeren empfohlen wird, um Fehlbildungen des Kindes zu verhindern. Doch auch für die Mikronährstoffe gilt, dass eine Überdosierung mitunter unerwünschte Effekte auslöst. Eine permanente Überdosierung von Vitamin E kann die Blutgerinnung beeinflussen, während eine langfristige Überversorgung mit Kalzium die Harnsteinbildung begünstigt.

BAUCHBESCHWERDEN UND UNWOHLSEIN DURCH ZUSATZSTOFFE

Im europäischen Lebensmittelrecht sind strikte Vorgaben für die Zulassung von beispielsweise Enzymen, Aroma- und Zusatzstoffen niedergelegt, einschließlich der Empfehlung für tägliche Höchstmengen beim Verzehr. Problematisch wird es für Verbraucher immer dann, wenn es herauszufinden gilt, wie viel von einem Zusatzstoff in einem Lebensmittel vorhanden ist. Die Menge an Zusatzstoffen ist nicht deklarierungspflichtig! Richtig kompliziert wird es, wenn Menschen nach dem Verzehr mancher Lebensmittel mit gesundheitlichen Beschwerden wie Schwindel oder Bauchkrämpfen reagieren. Liegt das an einer Stoffwechselstörung oder gibt es doch andere Ursachen? Als Ernährungstherapeutin habe ich oft erlebt, dass eine Person mit dem Verdacht auf eine Glutenunverträglichkeit zu mir kam, es sich dann aber herausgestellt hat, dass nicht das Getreide, sondern die Zusatzstoffe im Brot Auslöser für die Schmerzen waren.

SÜSSSTOFFE VERÄNDERN DIE DARMFLORA

Ein anderes Beispiel sind die Süßstoffe, die gern als Zuckerersatz verwendet werden, um den täglichen Zuckerkonsum zu verringern. Schon lange wird der Einfluss von Süßstoffen auf das Körpergewicht diskutiert (nein, hier ist nicht Abnahme, sondern die Zunahme des Körpergewichts durch Süßstoff-Konsum gemeint!), da die derzeit täglich empfohlenen Höchstmengen lediglich auf Tierversuchen basieren. Eine Studie von Hootmann KC. et al. aus dem Jahr 2017 zeigte, dass durch den Verzehr von Süßungsmitteln wie dem Zuckeralkohol Erythrit in der Tat eine erhöhte Gefahr besteht, fettleibig zu werden. Andere Süßstoffe können die Darmflora verändern (wo sich der größte Anteil an Immunzellen befindet) und das Diabetesrisiko um rund 40 % erhöhen (Schwarz P., 2018).

Wichtig ist es, sich ins Bewusstsein zu rufen, dass eine naturbelassene Ernährungsweise zu den besten Möglichkeiten gehört, eine gute Gesundheit insgesamt zu behalten oder diese zu fördern.

Probiotika für eine gesunde Darmflora und ein stabiles Immunsystem

Probiotika sind verschiedene Bakterien oder Hefepilze, die wichtig für eine gesunde Darmflora sind. Befindet sich die Darmflora, auch Mikrobiom genannt, in einem gesunden Gleichgewicht wird dadurch die Gesundheit und das Wohlbefinden gefördert. Da zwischen Darmgesundheit und Immunsystem ein enger Zusammenhang besteht, können sie die Abwehrkräfte stärken. Probiotika helfen also keineswegs nur bei Verdauungsbeschwerden und Durchfall. Allerdings hängt die Wirkung der Probiotika vom jeweiligen Stamm ab.

Eigenschaften von Probiotika

Probiotika sind immer lebende Organismen, die bei der Einnahme geeigneter Mengen die Gesundheit des Menschen fördern. Das heißt, dass probiotische Bakterien keine Krankheiten verursachen. Zudem muss gewährleistet sein, dass sie im Darm ankommen, dort ein gesundes Milieu schaffen und sich für einige Zeit an der Darmwand festhalten können: Man muss Probiotika also dauerhaft einnehmen, damit sie ihre Wirkung dauerhaft entfalten können. Bekannt ist, dass einige Probiotika außerdem antibakterielle Substanzen bilden und andere sowie ungesunde Bakterien zurückdrängen können.

PROBIOTISCHE LEBENSMITTEL

Lebensmittel, die zuvor fermentiert (vergoren) wurden, enthalten probiotische Bakterien. Bei der Fermentation produzieren die Bakterien aus den Nährstoffen der Lebensmittel Stoffwechselprodukte. Dies sind zum Beispiel Säuren, weswegen probiotische Lebensmittel einen säuerlichen Geschmack haben können.

Zu den typischen Lebensmitteln, die reich an probiotischen Bakterien sind, gehören Naturjoghurt und Sauerkraut. Aber auch Kefir, Dickmilch, Ayran und bestimmte Käsesorten wie Cheddar und Parmesankäse enthalten Probiotika. Pflanzliche Lebensmittel, die reich an probiotischen Bakterien sind, sind vor allem eingelegte Gemüse wie saure Gurken und Produkte auf Sojabasis wie Kimchi, Miso und Tempeh. Wichtig zu beachten ist, dass probiotische Lebensmittel lebendige Kulturen enthalten und nicht unbegrenzt haltbar sind. Grundsätzlich gilt: Je frischer, desto mehr Bakterien sind enthalten. Außerdem werden die Bakterien durch Hitze abgetötet, weswegen zum Beispiel in ultrahocherhitzter Milch kaum noch oder keine Probiotika mehr zu finden sind. Ist auf einer Lebensmittelverpackung die Anzahl der lebendigen Kulturen angegeben, muss diese bis zum Ablauf des Mindesthaltbarkeitsdatums garantiert sein.

PROBIOTIKA TRAINIEREN DAS IMMUNSYSTEM IM DARM

Bestimmte Laktobazillen und Bifidobakterien stärken die Darmbarriere. Dadurch gelangen krankmachende Keime schwerer ins Blut. Als Folge ist der Körper besser vor Infektionen und Allergien geschützt. Zusätzlich können probiotische Bakterien, die sich im Darm angesiedelt haben, krankmachende Bakterien verdrängen.

Sie konkurrieren mit den Krankheitskeimen um die Nahrung oder sie bilden Stoffe, die die krankmachenden Bakterien abtöten.

Als gut untersucht gilt die Wirksamkeit von probiotischen Präparaten mit Laktobazillen und der Hefe Saccharomyces boulardii bei Reisedurchfall durch Viren (Rotaviren), giftbildende Bakterien und Pilze. Auch zur Vorbeugung von Reisedurchfall können diese Probiotika helfen.

Auch bei Entzündungskrankheiten wie bei der Autoimmunerkrankung Colitis ulcerosa wurden gute Erfahrungen durch den Einsatz von Probiotika gemacht. Sie können dabei helfen die symptomfreie Phase zu verlängern und den beschwerdefreien Zustand aufrechtzuerhalten. In klinischen Studien am Menschen wurden Kombinationen aus Laktobazillen und Bifidobakterien eingesetzt oder das Bakterium Escherichia coli Nissle 1917. Bei akuten Beschwerden können sie hingegen vermutlich nichts ausrichten.

> **Tipp!** Wenn Sie von einer chronisch entzündlichen Darmerkrankung (CED) wie Colitis ulcerosa betroffen sind, dann sprechen Sie Ihre Ärztin, Ihren Arzt oder andere medizinisch-pharmazeutische Fachkräfte auf geeignete Probiotika an. Z. B. können Apothekerinnen und Apotheker Sie bei der Auswahl geeigneter Präparate unterstützen.

SCHNUPFEN UND BLASENENTZÜNDUNG ADE

Bestimmte Probiotika wie z. B. Lactobacillus rhamnosus, Lactobacillus reuteri oder Bifidobacterium animalis subsp. lactis, können das Immunsystem stärken. Einer Übersichtsstudie von Hao, Dong & Wu 2015 zufolge, haben Probiotika eine gewisse Wirksamkeit gegen Erkältung, wenn regelmäßig Laktobazillen und Bifidobakterien verzehrt werden. Verglichen wurde die Häufigkeit von Erkältungen einschließlich Antibiotikagebrauch mit dem Einsatz von Scheinmedikamenten (Placebos).

Weiterhin können Laktobazillen bei wiederkehrenden Blasenentzündungen bei Frauen nützen. Blasenentzündungen werden zumeist durch Bakterien wie Colibakterien verursacht. Die Scheide gesunder Frauen weist einen hohen Anteil an

Laktobazillen auf. Fehlen sie, steigt das Risiko dafür, dass sich dort Krankheitskeime ansiedeln und in die Harnwege aufsteigen.

Erste Studien am Menschen legten nun offen, dass die Behandlung mit Laktobazillen die Häufigkeit wiederkehrender Blasenentzündungen senkt.

Wissenswert!

Probiotika werden derzeit in der Behandlung zahlreicher Beschwerden und Krankheiten genauer untersucht. Die Einsatzbereiche betreffen nicht immer direkt Krankheiten des Immunsystems, sind aber häufig mit Entzündungskrankheiten verknüpft, wie z. B. Karies, Zahnfleischerkrankungen und atopisches Ekzem (Neurodermitis). Jede Entzündung führt zu einer Reaktion des Immunsystems.

Präbiotika – Lebensmittelbestandteile zur Stärkung der Darmflora und des Immunsystems

Bei Präbiotika handelt es sich um verschiedene Ballaststoffe, die den Erhalt einer gesunden Darmflora sichern oder zu ihrem Aufbau beitragen. Genauer handelt es sich um wasserlösliche Ballaststoffe und resistente Stärke. Resistente Stärke ist ebenfalls ein Ballaststoff, der zumeist durch die Verarbeitung von Lebensmitteln wie Kartoffeln und Reis freigegeben wird.

Bedeutsam sind Präbiotika deshalb, weil die Darmflora (Mikrobiom) die Gesundheit, das Wohlbefinden und das Immunsystem beeinflusst. Präbiotika sind daher mehr als reine Ballaststoffe.

PRÄBIOTISCHE LEBENSMITTEL

Zu den präbiotischen Lebensmitteln gehören z. B. Leinsamen, Flohsamen und Indische Flohsamenschalen sowie solche, die resistente Stärke enthalten. Resistente Stärke kommt beispielsweise in gekochten und abgekühlten Kartoffeln sowie in Reis, gegarten Hülsenfrüchten, gereiften Bananen und in Haferflocken vor. Der Wirkweise von Leinsamen und Flohsamen sowie deren Schalen ist im Portraitteil dieses Buches jeweils ein eigenes Kapitel gewidmet.

Wie sich der Lebensstil auf das Immunsystem auswirkt

Die Art und Weise wie Menschen leben, beeinflusst die Gesundheit und das Immunsystem durch zahlreiche Faktoren.

Im engeren medizinischen Sinne gehören das Schlafverhalten, Stress, Bewegung und der Umgang mit Suchtmitteln wie Alkohol und Tabak sowie die Ernährung (s. Kapitel: „Was macht eine gute Ernährung aus?") zum Lebensstil.

GESUNDER SCHLAF

Schlafen sollte keinen Luxus darstellen! Schlafen ist eine körperliche und mentale Notwendigkeit. Ein erholsamer Schlaf ist die Voraussetzung für ein funktionierendes Immunsystem, für die Regeneration mentaler und körperlicher Kräfte und damit für die Gesundheit. Wie viele Stunden Schlaf ein Mensch pro Tag braucht, ist ganz unterschiedlich: Einige Menschen kommen mit sechs Stunden prima zurecht, andere benötigen acht bis neun Stunden, bis sie sich vollständig ausgeruht fühlen.

Wer hingegen zu wenig schläft, schwächt dadurch sein Immunsystem: Bereits ein Schlafentzug von drei Stunden führt zu einer Unterdrückung der TZellfunktion. TZellen wandern permanent durch den Blutkreislauf und suchen nach Krankheitskeimen. Das ist möglich, weil sich TZellen an andere Zellen anheften können, die ihnen die Zirkulation durch den Körper ermöglichen. Entdeckt die TZelle eine infizierte Zelle, dockt sie an dieser an und beseitigt sie.

Schlafmangel reduziert die Fähigkeit der TZellen, an andere Zellen anhaften zu können. Aus diesem Grund wird man durch Schlafmangel anfälliger für Infektionen.

Mit anderen Worten: Wer ausreichend viel und erholsam schläft, unterstützt das gesunde Immunsystem dadurch aktiv. Heilpflanzen wie die Melisse oder die Schlafbeere können den gesunden Schlaf fördern. Sie werden im Portraitteil dieses Buches jeweils in eigenen Kapiteln vorgestellt.

STRESS

Stress ist eine Anpassungsleitung des Körpers und der Psyche auf bestimmte Situationen. Damit kann beispielsweise auch die Erhöhung der körperlichen Belastung durch Sport gemeint sein, an die sich der Organismus anpasst. Insofern muss Stress nicht immer etwas Negatives sein.

Schlecht ist Stress auf Dauer dann, wenn die mentale oder körperliche Belastung nicht mehr bewältigt werden kann. Dann kann dieser das Immunsystem schwächen und damit die Entstehung von Erkrankungen begünstigen.

Adrenalin und Prostaglandine

Nicht nur Schlafentzug kann die Anhaftungsfähigkeit von TZellen beeinträchtigen, sondern auch bestimmte Hormone. TZellen binden an bestimmte Andockstellen (Rezeptoren). Über dieselbe Rezeptorgruppe, genauer gas-gekoppelte Rezeptoren, wirken das Stresshormon Adrenalin und Entzündungshormone wie Prostaglandine. Binden diese Stoffe also an den Andockstellen der TZellen, wird die Funktion der wichtigen Immunzellen dadurch reduziert. Eine Tübinger Forschungsgruppe (Dimitrov et al. 2019) sieht darin auch eine mögliche Erklärung dafür, weshalb das Immunsystem bei einigen Erkrankungen wie Krebs unterdrückt ist.

Erste Studien am Menschen zeigen, dass Heilpflanzenextrakte z. B. aus dem Ginseng und der Taigawurzel, das spezifische Immunsystem unterstützen können, wozu auch die TZellen gehören. Beide Pflanzen werden jeweils in einigen Portraits im nächsten Teil des Buches genauer vorgestellt. Wie weit ihr Einfluss auf das Immunsystem und damit auf die Prävention von stressbedingten Krankheiten reicht, ist allerdings nur in Ansätzen erforscht.

Cortisol

Cortisol ist ein Botenstoff und für die Antwort des menschlichen Stoffwechsels auf Stress von hoher Bedeutung. In Stresssituationen steigt der Cortisolspiegel im Blut innerhalb weniger Minuten an, beispielsweise bei Angst oder Wut. Der Botenstoff senkt dann die Traubenzuckerversorgung derjenigen Körperzellen, die für Kampf- und Fluchtsituationen unwichtig sind: Für die Gewinnung von Energie nutzen die Zellen dann vermehrt Fette und Eiweiße. Evolutionär gesehen ist es in Stresssituationen ungünstig, z. B. Wunden zu heilen oder einen Infekt auszukurieren. Daher blockiert Cortisol auch das Immunsystem. Diese Wirkung ist nicht immer schlecht: in der Pharmazie und Medizin macht man sich die Wirkung zunutze, da Cortisol als Medikament Entzündungen und Allergien reduziert. Dann ist die Cortisolwirkung nicht nur nützlich bei Krankheiten, sondern kann sogar lebensrettend sein.

Menschen, die permanent unter Stress stehen, z. B. weil sie oft unter Termindruck stehen oder Angst davor haben, die vielfältigen Aufgaben des Alltags nicht (richtig) bewältigen zu können, haben ein erhöhtes Risiko für eine permanent erhöhte Cortisolproduktion. Auch Trauer, finanzielle Schwierigkeiten oder eine Erkrankung führen zu Dauerstress. Dauerstress und der ständig erhöhte Cortisolspiegel im Blut kann zu Veränderungen im Erbgut führen – mit gravierenden Folgen: Es kommt zu einem geschwächten Immunsystem, Herz-Kreislauf-Problemen und Magengeschwüren. Vermutlich hat die Reaktion etwas damit zu tun, dass durch eine Art Gewöhnungseffekt die gesunden Regelkreise im Gehirn unterbrochen werden. Mit der Zeit gehen bei Dauerstress zudem die cortisol-sensiblen Zellen im Gehirn verloren, die Fähigkeit zum Beenden von Stressreaktionen nimmt ab.

Eine Heilpflanze, die bei Daueranwendung möglicherweise den Cortisolspiegel herabsetzen kann, ist der Rosenwurz. Ihm ist im nächsten Teil des Buches ein Kapitel gewidmet.

Info

Auch Erkrankungen oder Medikamenteneinnahme können Stress für Körper und Geist auslösen und das Immunsystem dadurch schwächen. Beispiele hierfür sind Krankheiten wie Diabetes und Rheuma und Arzneimittel, die bei Krebserkrankungen und Entzündungen eingesetzt werden. Hinzu kommt, dass auch bestimmte Symptome zu Dauerstress und damit zu einer Herausforderung für das Immunsystem sind. Ein Beispiel hierfür ist der Dekubitus (Wundliegen). Gelingt es nicht, die wunde Stelle zu heilen, befindet sich das Immunsystem und damit der Stoffwechsel im Daueralarmzustand. Aus diesem Grund können selbst bettlägerige Menschen einen Energieumsatz entwickeln als würden sie täglich einen Halbmarathon laufen oder mehr.

Bewegung

Regelmäßige Bewegung, Entspannungstraining und Ausdauersport stärken das Immunsystem.

Bei schweißtreibendem Ausdauersport liegt das u. a. an bestimmten Botenstoffen, den Myokinen.

Einige Myokine wirken entzündungshemmend und stärkend auf das Immunsystem, z. B. das Interleukin-6. Andere haben blutdrucksenkende oder fettverbrennende Eigenschaften. Myokine werden in den Muskeln gebildet. Um deren Produktion anzuregen reichen schon Trainingseinheiten von 20 Minuten aus.

Dabei ist es egal, ob das schweißtreibende Ausdauertraining im Wald beim Laufen oder im Fitnessstudio auf dem Ergometer stattfindet. Wichtig dabei ist es jedoch, dass der Körper beim Sport nicht überlastet wird und ein Muskelkater entsteht. Denn bei Überlastung kehrt sich der positive Effekt ins Negative um. Dann entstehen Entzündungsbotenstoffe.

Neben den Myokinen ist noch eine weitere Zellgruppe für die antientzündliche Wirkung von Sport bekannt, die sogenannten regulatorischen TZellen, die früher Suppressor-TZellen hießen. Ihre Aufgabe ist es, ein überaktives Immunsystem zu bremsen und die Entstehung von Autoimmunerkrankungen zu verhindern. Relativ neu ist die Erkenntnis, dass regelmäßiger Ausdauersport die Bildung dieser regulierenden Blutzellen fördert und sie stillen Entzündungen offenbar entgegenwirken.

> **Tipp**
> Auch regelmäßige Saunagänge und Wechselduschen können das Immunsystem trainieren. Zudem tragen Yoga, Qi-Gong oder Tai-Chi dazu bei, den Körper zu stärken und Stress herabzuregulieren. Dadurch wird das Immunsystem aktiv entlastet.

Alkohol und Zigaretten rauchen

Alkchol und Zigaretten rauchen schaden dem Immunsystem und der Gesundheit auf vielerlei Weisen.

Währen es beim Alkohol noch eine „risikoarme" Grenze gibt, fehlt sie beim Konsum von Zigaretten.

Insbesondere ein chronischer Alkoholkonsum oder die Alkoholsucht wirkt sich negativ auf alle Lebensbereiche aus. Sie führt zudem zu einer gesteigerten Ausscheidung von Mikronährstoffen wie Selen und kann weitere Krankheiten auslösen, z. B. Polyneuropathie. Ein Mangel an Selen schwächt die Abwehrkräfte und macht daher anfälliger für Infektionen.

> **Hinweis**
>
> Der Konsum von täglich bis zu 20 g Alkohol für Männer und 10 g Alkohol für Frauen gilt als „risikoarm". Die Menge entspricht 500 ml Bier oder 200 ml Wein für Männer und jeweils die Hälfte für Frauen. Die Grenzwerte für risikoarmen Alkoholkonsum beziehen sich auf gesunde Erwachsene.

Zigaretten erhöhen den oxidativen Stress und schwächen dadurch die Abwehrkräfte. Die einzig sinnvolle Maßnahme, um das Immunsystem zu entlasten, ist das Einstellen des Zigarettenkonsums.

2 Teil: Heilpflanzen für das Immunsystem im Portrait – Eigenschaften und Wirkungen

25 herausragende Heilpflanzen für die Vorbeugung und Behandlung werden detailliert vorgestellt. Diese können das Immunsystem stärken oder es entlasten. Alle Pflanzen sind einzigartig und werden in ihrer Wirkweise sowie ihren Besonderheiten präsentiert.

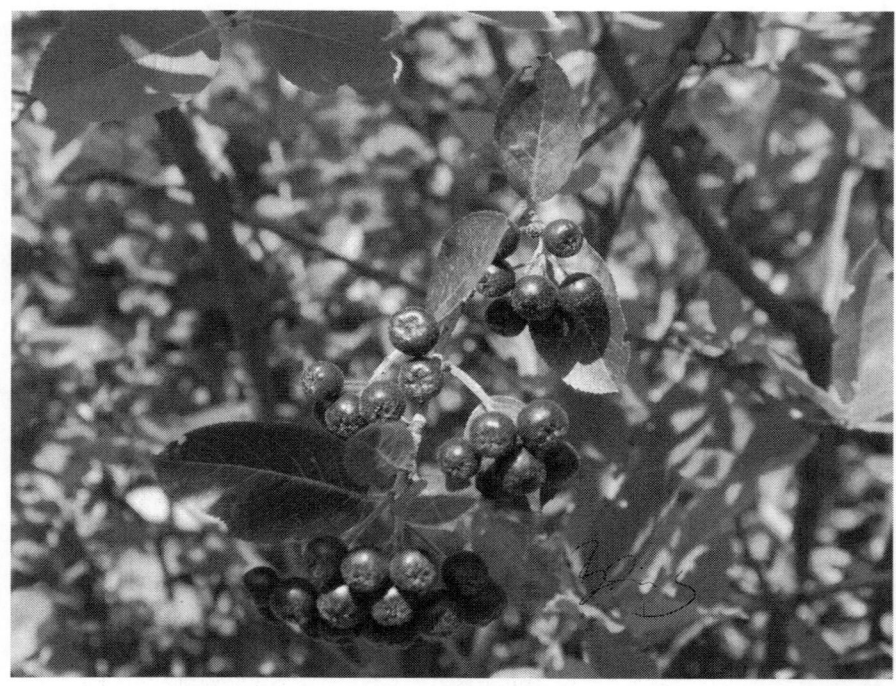

Aronia melanocarpa

Aronia: Dunkle Früchtchen mit antioxidativer Wirkung

Arznei-Pflanzenteile: Beeren
Essbare Pflanzenteile: Beeren
Wichtige Inhaltsstoffe: Proanthocyane, Anthocyane
Wichtige Wirkungen: Erkältungsvorbeugung, antioxidativ, entzündungshemmend
Geschmack: apfelartig und herb-säuerlich

Aronia (*Aronia melanocarpa*) ist Heilpflanze und Lebensmittel in einem. Ihres apfelartigen Geschmacks wegen wird sie manchmal auch als Apfelbeere bezeichnet. Für Menschen, die oft zu Infektionen neigen und in ihrem Alltag öfter ein Defizit an Obst wie Gemüse haben, sind Aroniabeeren bestens geeignet. Auch bei oxidativem Stress können die Beeren helfen und entlasten dadurch das Immunsystem. Zudem können sie der Entstehung bestimmter Erkrankungen wie Atherosklerose vorbeugen indem sie den Cholesterinspiegel senken: Dies zeigen die Ergebnisse einer systematischen Übersichtsstudie von Rahmani et al. aus dem Jahr 2019.

Aufmerksam auf die Wirkungen der Aroniabeeren wurden Wissenschaftler weltweit nach den Reaktorunfällen im April 1986 in Tschernobyl in der ehemaligen UDSSR. Damals beobachteten russische Wissenschaftler verbesserte Behandlungserfolge nach Strahlenschäden und bei der Ausscheidung von Schwermetallen, wenn die Menschen aus dem betroffenen Gebiet regelmäßig Aroniafrüchte aßen. Es zeigte sich, dass die dunklen Früchte in der Tat bei der Entgiftung körperfremder Stoffe wie Chemikalien, Giftstoffe und pharmazeutische Wirkstoffe unterstützende Eigenschaften haben.

Pflanzenfarbstoffe, die reaktive Sauerstoff- und Stickstoffmoleküle einfangen

Die dunklen Beeren des Aroniastrauchs stecken voller sekundärer Pflanzenstoffe, Gerbstoffe, Vitamine und Mineralien. Auffällig ist der außergewöhnlich hohe Gehalt an Anthocyanen und Proanthocyanen. Anthocyane und Proanthocyane sind sekundäre Pflanzenstoffe aus der Gruppe der Flavonoide und zugleich Pflanzenfarbstoffe, die Beeren und Gemüse ihre rötlich blaue Farbe verleihen. In frischen Aroniabeeren liegt der Gehalt an Anthocyanen zwischen 200–1000 mg pro 100 g. Zum Vergleich: Himbeeren enthalten zwischen 10–60 mg Anthocyane pro 100 g, Rotkohl 25 mg pro 100 g und Heidelbeeren speichern 83–420 mg pro 100 g, was ebenfalls viel ist.

Anthocyane und Proanthocyane sind effektive Fänger reaktiver Sauerstoff- und Stickstoffmoleküle. Dadurch schützen sie die Erbsubstanz (DNA), Eiweiße und Fette vor oxidativen Schädigungen. Laboruntersuchungen weisen zudem darauf hin, dass Anthocyane über entzündungshemmende Eigenschaften verfügen und die Bildung von Entzündungsbotenstoffen senken.

Weitere Inhaltsstoffe in den Aroniabeeren sind Gerbstoffe. Sie haben zusammenziehende, abdichtende und antientzündliche Eigenschaften. Das Beerenobst enthält zudem 13,7 mg pro 100 g Vitamin C. Der Verzehr von 200 g frischen Aroniabeeren deckt damit rund 1/3 des täglichen Bedarfs an Vitamin C. Weitere wichtige Mikronährstoffe in 100 g Aroniabeeren sind Folsäure (20 µg), Kalium (218 mg), Zink (0,15 mg) und Eisen (0,9 mg).

Sorbitreiches Beerenobst

Eine zuckerreiche Ernährung fördert die Entstehung vieler Krankheiten wie zum Beispiel Adipositas, nicht alkoholische Fettleber und stille Entzündungen durch zu viel Körperfett. Aroniabeeren enthalten zwischen 6,6–10 g Zucker pro 100 g, was bei Beerenobst dem Durchschnitt entspricht. Zusätzlich speichern die dunklen Früchtchen noch viel Sorbit: Im 100 ml Saft liegt der Anteil zwischen 6,5–10 g. Sorbit ist ein natürliches Zwischenprodukt von Zucker und schmeckt süß. Ein Vorteil von Sorbit besteht darin, dass es kein Insulin für die Verarbeitung braucht und keinen Blutzuckeranstieg verursacht. Laboruntersuchungen liefern zudem erste Hinweise darauf, dass Aroniabeeren die Insulin-Empfindlichkeit von Typ-2-Diabetikern und die Funktion von Fettzellen von adipösen Menschen verbessert. Dadurch kann das Insulin wieder besser verwertet werden und das Risiko für übergewichtsbedingte Entzündungen wird eingedämmt. Einen Nachteil hat der hohe Sorbitgehalt allerdings doch: Sorbit fördert die Verdauung und kann bei Menschen mit empfindlicher Verdauung abführend wirken.

Eine Waffe gegen Entzündungen?

Dass Aroniabeeren antientzündliche Wirkungen haben, wurde erstmals Mitte der 1990er-Jahre wissenschaftlich untersucht. Bei Tierversuchen zeigte sich, dass die Einnahme von Aronia zur Abnahme von entzündungsbedingten Schwellungen und bakteriellen Entzündungen ebenso wirksam ist wie Cortison. Auch im menschlichen Körper scheinen die Aronia-Inhaltsstoffe entzündungshemmende Eigenschaften zu entfalten. Sie sind aber schwächer ausgeprägt als im Tierversuch. Eine Studie mit Triathleten kommt zu dem Schluss, dass der Genuss von täglich 200 ml Aroniasaft die Entzündungswerte im Blut absenkt. Zu ähnlichen Ergebnis-

sen kommen auch andere Untersuchungen am Menschen, die das Entzündungsgeschehen an den Blutgefäßen prüften.

Zu beachten bei der Anwendung von Aroniabeeren

In den Kernen der Aroniabeeren sind kleine Mengen an Amygdalin enthalten,
was 0,6–1,2 mg gebundene Blausäure in 100 g frischen Aroniabeeren
entspricht. Nach Aussage des Max-Rubner-Instituts ist ein regelmäßiger
Verzehr von Aronia-Produkten unbedenklich für die Gesundheit. Zur
Begründung: Um eine gefährliche Menge Blausäure aufzunehmen müsste ein
erwachsener Mensch täglich 0,7 mg Blausäure pro Kilogramm Körpergewicht
essen. Bei einem Körpergewicht von 70 kg müssten demnach vier bis acht
Kilogramm frische Aroniabeeren gegessen werden. Im Übrigen nimmt der
Blausäuregehalt durch Verarbeitung wie trocknen oder einkochen in den
Beeren ab.

Aroniabeeren als Lebensmittel

In Deutschland sind Produkte mit Aronia als Lebensmittel zugelassen. Greifen Sie
beim Kauf von Aroniabeeren oder Saft am besten zu Bioprodukten. Die Wahr-
scheinlichkeit einer Pestizid- oder Schwermetallbelastung kann dann niedriger sein
als bei konventionellen Produkten. Welche Dosierung am wirksamsten ist, kann
derzeit noch nicht gesagt werden.

Saft und getrocknete Beeren: Erwachsenen wird zumeist empfohlen täglich 100–
200 ml Saft zu trinken oder 15 g getrocknete Beeren zu essen. Kinder und Jugend-
liche sollten etwa die Hälfte verzehren. Wer zu einem empfindlichen Magen neigt,
sollte Lebensmittel mit Aronia nach dem Essen verzehren, etwa als Nachspeise.

Produktauswahl mit Aroniabeeren

Produkte mit Aronia erhalten Sie zum Beispiel in Apotheken, Reformhäusern,
Drogerien und im Lebensmitteleinzelhandel.

Saft: Rabenhorst® Aronia Bio Muttersaft, Aronia Original® Bio Aronia-Mutter-
saft, Aronia Original® Bio Aronia-Direktsaft, Walther's® Bio Aronia Direktsaft.

Aroniabeeren: Aronia Original® Aronia Bio Beeren getrocknet, EDEL KRAUT Bio Aronia Beeren (ganz).

Neben Säften und getrockneten Beeren, gibt es Nahrungsergänzungsmittel zum Beispiel in Form von Trinkampullen und Kapseln.

Tipp

Aroniasträucher sind winterhart und können im eigenen Garten angebaut werden. Die Beeren können im August geerntet werden und frisch oder getrocknet weiterverarbeitet werden.

Vorsicht! Große Gerbstoff- und Sorbitmengen wie sie in Aroniabeeren vorkommen, können den Magen-Darm-Trakt belasten und bei empfindlichen Menschen Bauchschmerzen verursachen. Ein übermäßiger Sorbitverzehr wirkt abführend.

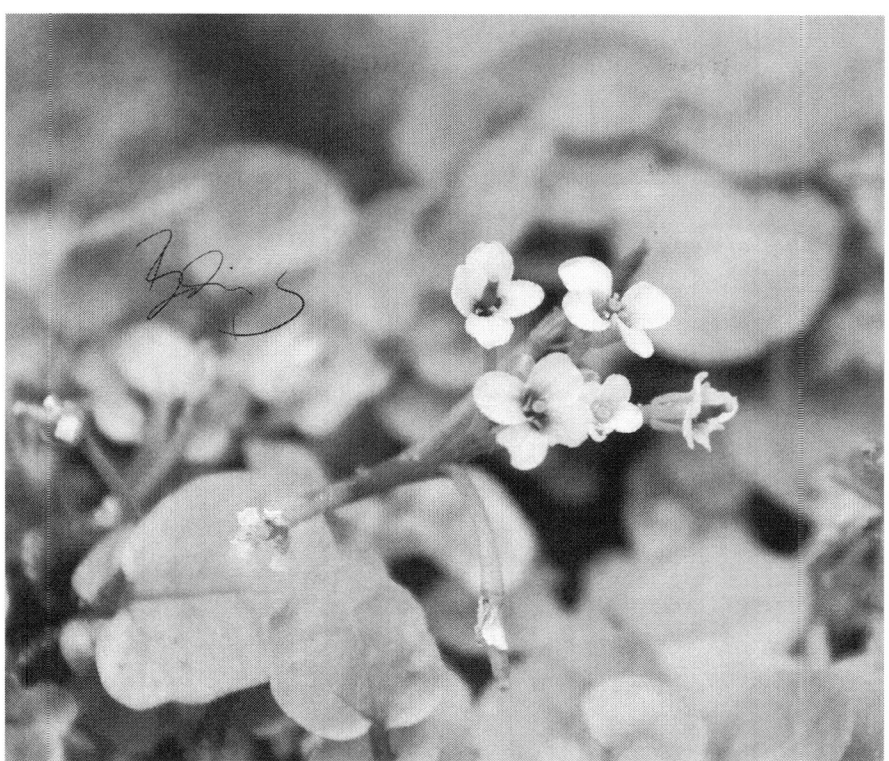

Nasturtium officinale

Brunnenkresse: Vitamin-C-reicher Keimhemmer

Arznei-Pflanzenteile: Kraut
Essbare Pflanzenteile: Kraut
Wichtige Inhaltsstoffe: Ballaststoffe (Schleimstoffe)
Wichtige Wirkungen: antibakteriell, antioxidativ
Geschmack: aromatisch und scharf

Die Brunnenkresse (*Nasturtium officinale*) gehörte im deutschsprachigen Raum früher einmal zu den wichtigsten Pflanzen überhaupt. Durch ihre gesundheitsfördernden Wirkungen empfahl Karl der Große in seinen Capitularien (Landgüterverordnung) im Jahr 794 den Anbau der Brunnenkresse auf großen Flächen.

Durch ihren hohen Vitamin-C-Gehalt wurde die Pflanze in Deutschland später großflächig als Salatpflanze angebaut und kam gegen die Vitaminmangelkrankheit Skorbut zum Einsatz. Das frische Kraut enthält zwischen 62–80 mg Vitamin C pro 100 g. Erwachsene Männer brauchen täglich 110 mg Vitamin C, erwachsene Frauen 95 mg.

Wissenswert

Beim Zigarettenrauchen entstehen vermehrt freie Radikale, die Zellschäden verursachen und das Immunsystem dadurch stärker fordern. Aus diesem Grund empfiehlt die Deutsche Gesellschaft für Ernährung (DGE), dass männliche Raucher täglich 155 mg Vitamin C zu sich nehmen und Frauen 135 mg pro Tag. Da Vitamin C ein wirksames Antioxidans ist, wird das Risiko für Zellschädigungen durch die Mehreinnahme zumindest etwas herabgesetzt.

In der Naturheilkunde ist das Brunnenkressekraut aber vor allem seiner antibakteriellen Wirkungen bei entzündlichen Atemwegserkrankungen wegen von Bedeutung. Das frische oder getrocknete Kraut lindert Husten und mildert die Zeichen bei einer Bronchitis ab.

Schnupfen und grippale Infekte werden durch Viren ausgelöst. Unter bestimmten Bedingungen kommt es allerdings zu einer Folgeinfektion durch Bakterien. Fachkräfte sprechen dann von einer bakteriellen Superinfektion. Das Problem von Superinfektionen ist, dass sie weitere Erkrankungen wie zum Beispiel eine Entzündung der Luftwege oder eine Mittelohrentzündung auslösen können.

Ein Hilfsmittel, um festzustellen, ob Viren oder Bakterien am Werk sind, ist die Farbe des Nasen- oder Hustensekrets. Ist es weiß, handelt es sich in der Regel um Viren. Ist die Farbe gelb-grün, sind es zumeist Bakterien.

Wenn das Nasensekret oder der Auswurf beim Husten gelb oder grün ist, dann ist die Brunnenkresse wegen ihrer antibakteriellen Eigenschaften zur unterstützenden Behandlung von Husten und Bronchitis gut geeignet.

Antibiotisch wirkende Senfölverbindungen

Brunnenkressekraut enthält verschiedene Senfölverbindungen, sogenannte Senfölglykoside. Die wichtigste Komponente innerhalb dieser Verbindungen heißt Glukonasturin. Es wird vorwiegend von der frischen Pflanze gespeichert. Wird die Pflanze beispielsweise durch pflücken oder zerkleinern beschädigt, dann geht es in ein anderes Senföl über, das Phenylaethylsenföl heißt. Glukonasturin und das Senföl wirken antibiotisch. Das heißt, dass sie Bakterien entweder in ihrem Wachstum hemmen können oder sie abtöten. Allerdings können die Inhaltsstoffe auch haut und gewebereizend wirken, weswegen Zubereitungen aus Brunnenkressekraut nicht länger als sechs Wochen am Stück medizinisch angewendet werden sollten.

Tipp

Brunnenkresse ist wie Basilikum, Gartenkresse und Petersilie ein leckeres Küchenkraut. Sie liefert pro 100 g gerade einmal 22 kcal und enthält Mineralstoffe wie Calcium, Kalium und Phosphor in größeren Mengen. Neben dem hohen Gehalt an Vitamin C, ist es zudem reich an ß-Carotin und Folsäure.

Brunnenkresse bei bakteriell verursachten Atemwegserkrankungen

Brunnenkressekraut unterstützt und entlastet das Immunsystem bei entzündlichen Atemwegserkrankungen. Im Labor- und Tierversuch erwies es sich gegen zahlreiche Bakterien als wirksam, vor allem gegen solche, die entzündliche Atemwegserkrankungen mit Husten auslösen oder eine Bronchitis verursachen:

Gelangen die Inhaltsstoffe des Brunnenkressekrauts in den Verdauungsapparat, werden diese im Dünndarm in die Blutbahn aufgenommen. Da der Körper sowohl das Senföl als auch das Glukonasturin schnellstmöglich ausscheiden will, sammeln sich die Inhaltsstoffe konzentriert in den Atemwegen. Haben sich in den Organen Bakterien angesiedelt, dann stören die Senfölverbindungen den lebenswichtigen

Stoffwechsel der Erreger. Als Folge sterben die Bakterien ab und die Entzündung heilt aus.

Weniger Nebenwirkungen bei Gentamicin-Einnahme durch Brunnenkresse

Ein neuer Forschungsansatz betrifft die antioxidative und antientzündliche Wirkung der Brunnenkresse. Ein iranisches Forscherteam lieferte in einem Tierversuch Hinweise dafür, dass die Einnahme von Extrakten aus Brunnenkresse zu weniger Nierenschäden durch den Arzneimittelwirkstoff Gentamicin führt. Gentamicin ist ein stark wirksames Antibiotikum, das als Notfallantibiotikum bei sehr schweren bakteriellen Infektionen angewendet wird. Die Wissenschaftler schlagen daher vor, Brunnenkresse parallel zur Einnahme von Gentamicin zur Vorbeugung von Nierenschäden zu erwägen. Denn die Tierversuche ergaben zudem, dass die Brunnenkresse oxidativen Stress und Entzündungsprozesse abmildern kann.

Brunnenkresse als Arzneimittel und Lebensmittel

Brunnenkresse ist in Deutschland als Tee, Presssaft oder als frische Pflanze erhältlich. Zur Linderung von entzündlichen Atemwegserkrankungen werden für Erwachsene folgende tägliche Dosierungen empfohlen:

- **Tee** (getrocknetes Kraut): 4–6 g
- **Frisches Kraut:** 20–30 g
- **Presssaft:** 60–150 ml

Produktauswahl mit Brunnenkressekraut

Produkte mit Brunnenkresse erhalten Sie zum Beispiel in Apotheken, Reformhäusern, Drogerien und im Lebensmitteleinzelhandel. Ganze Pflanzen können Sie in gut sortierten Gartenfachhandlungen kaufen.

Tee: Brunnenkresse Klenk®

Nahrungsergänzungsmittel: Cressan Pure® 480 mg Kapseln, Brunnenkresse Tropfen Alpensegen®

Presssaft: Naturreiner Heilpflanzensaft Brunnenkresse Schoenenberger®

Vorsicht! Menschen mit Geschwüren im Magen- und Darmtrakt sowie bei entzündlichen Nierenerkrankungen sollten auf die Einnahme von Brunnenkressekraut verzichten. Die Heilpflanzen-Inhaltsstoffe können die Geschwüre oder die Nieren zusätzlich reizen. Zubereitungen aus Brunnenkressekraut sollten während der Schwangerschaft, Stillzeit und von Kindern unter 4 Jahren aufgrund fehlender Unbedenklichkeitsuntersuchungen nicht angewendet werden. Zur richtigen Dosierung bei Kindern sprechen Sie Ihre Ärztin oder Heilpraktikerin an.

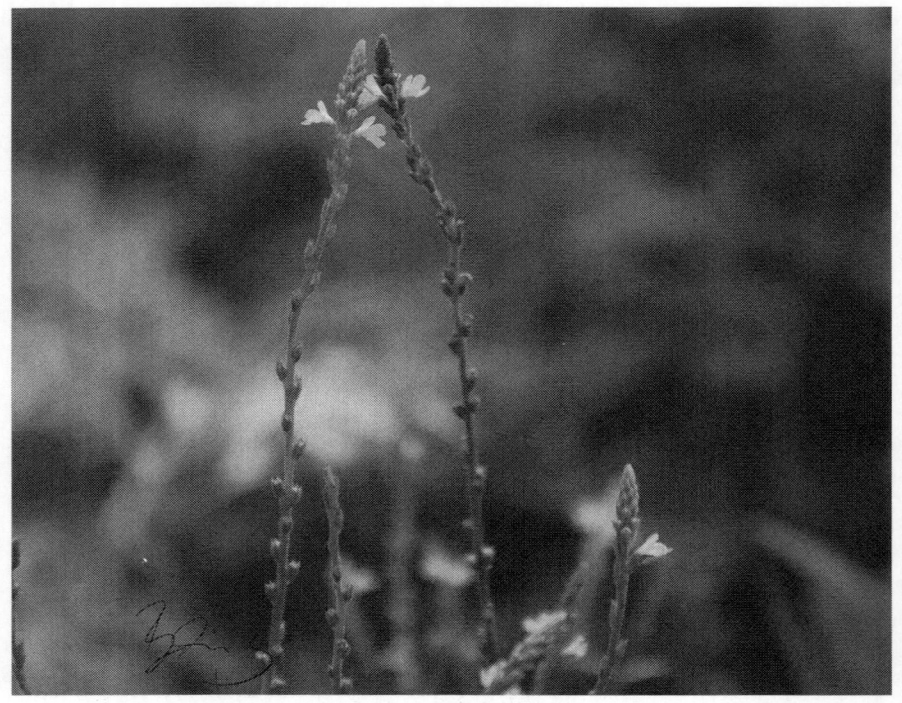

Verbena officinalis

Eisenkraut: hilfreich bei Nasennebenhöhlenentzündung

Arznei-Pflanzenteile: Kraut
Wichtige Inhaltsstoffe: Iridoidglykoside, Flavonoide &
Kaffeesäurederivate
Wichtige Wirkungen: immunmodulierend, antientzündlich,
antibakteriell, auswurffördernd
Geschmack: bitter & zusammenziehend

Das Eisenkraut (*Verbena officinalis*) ist eine sagenumwobene Heilpflanze, die von den germanischen Völkern und im Römischen Reich zu rituellen Zwecken und zur Wundheilung eingesetzt wurde. Auch die Menschen im alten Ägypten kannten die heute wenig bekannte Heilpflanze. Seit dem Mittelalter wird das Eisenkraut zur Behandlung von Beschwerden im Mund- und Rachenraum eingesetzt.

Wie sich in einer 2016 veröffentlichten Doppelblindstudie von Grawish et al. zeigte, lagen die Heilkundigen zu dieser Zeit mit ihren Beobachtungen erstaunlich richtig: die Studie ergab, dass die Extrakte aus dem Eisenkraut die Zeichen von chronischen Zahnfleischentzündungen messbar lindern.

Durch die antientzündlichen Eigenschaften des Eisenkrauts entlastet die Heilpflanze das Immunsystem. Sie verfügt aber auch über aktivierenden Eigenschaften auf die Zellen des unspezifischen Immunsystems und wird zur Behandlung bei akuter und chronischer Nasennebenhöhlenentzündung angewendet.

Sekundäre Pflanzenstoffe für starke Abwehrkräfte

Eisenkraut enthält bitter schmeckende Iridoidglykoside (sekundäre Pflanzenstoffe) mit den Hauptkomponenten Verbenalin, Hastatosid und Dihydrocornin. Zudem enthält Eisenkraut Kaffeesäurederivate, Flavonoide, ätherische Öle und Gerbstoffe. An der immunmodulierenden, antibakteriellen und antiviralen Wirkungsweise sind wahrscheinlich alle Inhaltsstoffe der Heilpflanze beteiligt. Die schleimlösenden und antientzündlichen Inhaltsstoffe gehen hingegen wahrscheinlich auf das Iridoid Verbenalin zurück.

Aktives Immunsystem für eine freie Nase

Der Eisenkrautextrakt aktiviert bestimmte Zellen (Granulozyten) des unspezifischen Immunsystems, das legte eine Untersuchung im Labor offen. Hinzu kommt, dass die Iridoide festsitzende Sekrete in den oberen Atemwegen lösen und gleichzeitig Entzündungen abmildern. Dadurch hilft das Eisenkraut dabei, die Zeichen einer akuten oder dauerhaften (chronischen) Nasennebenhöhlenentzündung abzumildern.

Unterstützt wird diese Wirkung durch die enthaltenen Kaffeesäurederivate, die zusätzlich antibakterielle Eigenschaften haben.

Bislang basieren die wissenschaftlichen Erkenntnisse zum Eisenkraut vorwiegend auf experimentellen Labor- und Tierversuchen. Die Überprüfung am Menschen steht allerdings noch aus, wenn die Heilpflanze alleine angewendet wird.

Anders ist die Datenlage, wenn das Eisenkraut zusammen mit Extrakten aus Schlüsselblume, Enzian, Ampfer und Holunder angewendet wird: für diese Kombination gibt es in Deutschland ein zugelassenes Medikament, das nachweislich schleimlösend und abschwellend auf die Nasenschleimhaut wirkt. Es ist zudem gegen erkältungsbedingten Druckkopfschmerz wirksam.

Eisenkraut als Arzneimittel

Das Eisenkraut wurde 2008 in das Europäische Arzneibuch aufgenommen, wurde aber bisher von keiner wissenschaftlichen Kommission wie dem HMPC oder ESCOP bearbeitet. Daher steht eine Bewertung der Wirksamkeit noch aus.

Bestimmte Fertigarzneimittel, die Eisenkraut enthalten, sind für Kleinkinder ab dem 2. Lebensjahr geeignet. Der Einsatz und die Höhe der Dosierung sollte aber vorab mit der behandelnden Ärztin oder der Heilpraktikerin besprochen werden.

Aufgrund langjähriger Anwendung in der Erfahrungsmedizin und der guten Verträglichkeit können für Erwachsene folgende tägliche Dosierungen empfohlen werden:

- **Tee:** Die Tagesmenge für getrocknetes Eisenkraut beträgt für Erwachsene zwischen 4,5–6,0 g. Sie können in Einzelportionen à 1,5 g 3-4 mal täglich angewendet werden

- **Tinktur:** Erwachsene können täglich 15–30 g einer Eisenkrauttinktur einnehmen. Die Einzelportion sollte dabei zwischen 5–10 g liegen und bis zu 3-mal pro Tag eingenommen werden.

Produktauswahl mit Eisenkraut

Produkte mit Eisenkraut erhalten Sie zum Beispiel in Apotheken, gutsortierten Reformhäusern und im Online-Handel.

Tee: Aurica® Eisenkraut, Herbathek® Eisenkraut

Arzneimittel (Kombinationspräparate): Sinupret® extract Tabletten, Sinupret® Saft, Sinupret® Tropfen

> **Vorsicht!** Unerwünschte Wirkungen sind nicht bekannt, wenn täglich aus 5–6 g getrocknetem Eisenkraut Tee getrunken wird. In der Schwangerschaft, Stillzeit und bei der geplanten Anwendung bei Kindern und Jugendlichen sollte grundsätzlich zuvor eine Ärztin oder eine Heilpraktikerin konsultiert werden.

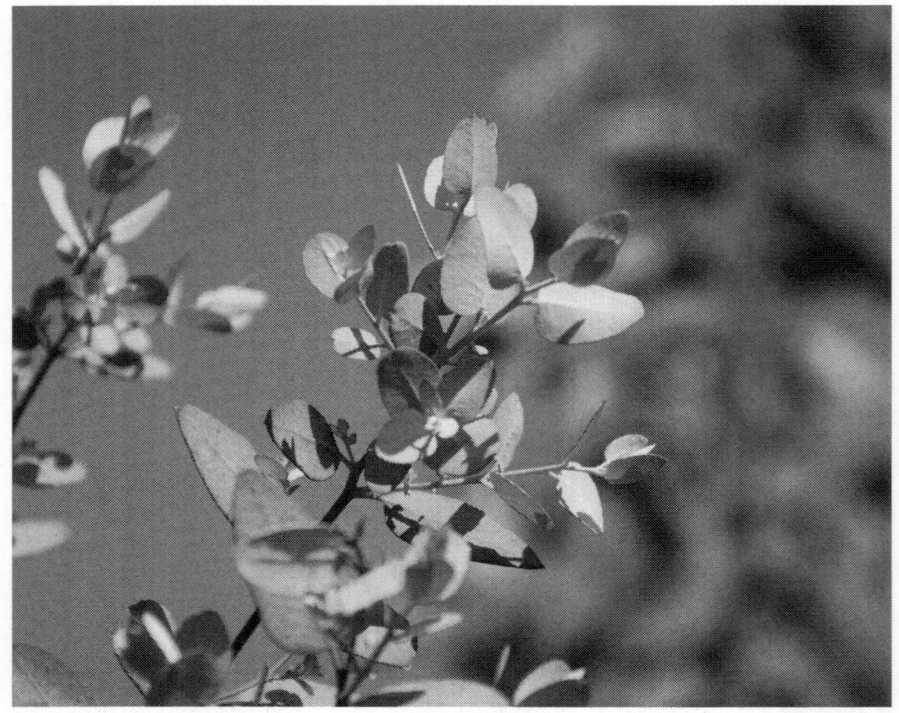

Eucalyptus globulus

Eukalyptus: Ätherische Öle für gesunde Atemwege

Arznei-Pflanzenteile: Blätter, ätherisches Öl
Wichtige Inhaltsstoffe: ätherische Öle wie 1,8-Cineol, Pinen und Camphen
Wichtige Wirkungen: auswurffördernd, krampflösend, transportverstärkend von Bronchialschleim
Geschmack: aromatisch und scharf

Eukalyptus (*Eucalyptus globulus, E. polybractea und E. smithi*) ist ein Baum, der gigantische Höhen von bis zu 30 Metern erreicht und sich einem extremen Lebensraum perfekt angepasst hat. Denn in seiner australischen Heimat sind Feuer seit 65 Millionen Jahren ein unbestechlicher Bestandteil der Natur. Die Brände haben lange Zeit alles Leben in Australien entscheidend bestimmt. Da mag es im ersten Moment paradox klingen, das ausgerechnet der hohe Gehalt an leicht brennbaren ätherischen Ölen der Eukalyptusblätter Waldbrände zusätzlich anfacht – aber ihr Gehalt hat eine wichtige Funktion: die Buschfeuer ziehen schnell weiter.

Eben auf diesen ätherischen Ölen sind die medizinischen Wirkungen vom Eukalyptus zurückzuführen. Sie lindern die Symptome von Erkältungskrankheiten und fördern die Abheilung entzündeter Atemwege.

Wissenswert

Der Eukalyptus hat zwei Wirkstoffe: Blätter und Eukalyptusöl. Beides sind anerkannte traditionelle Arzneimittel, die Husten durch Erkältungen schneller abklingen lassen. In der naturheilkundlichen Praxis kommen Eukalyptusblätter aber etwas seltener zum Einsatz als das Eukalyptusöl. Eukalyptusöl ist ein Konzentrat aus ätherischen Ölen und wird durch Wasserdampfdestillation aus den Blättern gewonnen. Ein Grund für die häufigere Verwendung ist die leichtere Dosierbarkeit: In standardisierten Arzneimitteln kommt es in genauen Konzentrationen vor. Das soll aber nicht heißen, dass ein Tee mit Eukalyptusblättern unwirksam ist! Dieser ist nur etwas aufwendiger in der Herstellung.

Antiseptisches und antivirales Eucalyptol

Der wichtigste Inhaltsstoff der Eukalyptusblätter und im Eukalyptusöl ist das ätherische Öl 1,8-Cineol. Es stellt mit einem Gesamtanteil von mindestens 70 % rein mengenmäßig die wichtigste Komponente innerhalb der ätherischen Öle dar.

1,8-Cineol wird auch synthetisch hergestellt und wird dann als Eucalyptol bezeichnet. Eucalyptol hat antiseptische und antivirale Eigenschaften: Es verringert die Vermehrung infektiöser Bakterien und Pilze und bremst zusätzlich die Vermehrung von Viren – zumindest unter Laborbedingungen.

Zusätzlich verstärkt Eucalyptol den Abtransport von Bronchialschleim und lindert Entzündungen der Bronchialschleimhaut sowie leichte Krämpfe. Aus diesem Grund wird Eukalyptusöl in einigen Fällen und nach ärztlicher Absprache zur unterstützenden Behandlung von Asthma bronchiale eingesetzt.

Das 1,8-Cineol ist zwar der bedeutsamste Inhaltsstoff beider Wirkstoffe, sie enthalten aber noch weitere ätherische Öle, darunter ⬛-Pinen und p-Cymen. Eukalyptusblätter speichern weiterhin Gerbstoffe und Flavonoide.

Bremshebel für Viren, Bakterien und Co.?

Unter Laborbedingungen üben die ätherischen Öle aus den Eukalyptusblättern und dem Eukalyptusöl eine direkte hemmende Wirkung gegenüber Krankheitserregern aus. Es ist aber nicht ganz klar, ob diese Eigenschaften auch im menschlichen Körper eintreten. Trotzdem können die Pflanzenstoffe eine Hilfe sein, um die Erreger abzuwehren, und zwar indem sie das unspezifische Immunsystem aktivieren: Die ätherischen Öle erhöhen unter Laborbedingungen die Aktivität von Makrophagen und damit die Phagozytose. Nach Einschätzung von Fachleuten der Europäischen Agentur für Arzneimittel (EMA) erscheint diese Wirkung als plausibel (Stand 2013).

Verstopfte Nase ade!

Das ätherische Eukalyptusöl aktiviert die Kälterezeptoren in der Nasenschleimhaut. Dadurch kommt es zu einem geringeren Calcium-Einstrom in die Zellen. In der Folge hat man die Empfindung, dass die Nase endlich wieder frei ist und kann befreiter atmen. Wird das ätherische Eukalyptusöl beispielsweise in Form von Salbe auf die Haut aufgetragen, reduziert es Husten zudem hinsichtlich der Frequenz.

Die Inhalation von Eukalyptol fördert bei Patienten außerdem das Gefühl der Entspannung und erhöht das Wohlbefinden bei Husten und Erkältungen. Einige Wissenschaftler geben jedoch zu bedenken, dass ungeachtet des Erfahrungswissens und der Plausibilität der Wirksamkeit zu wenige Studien am Menschen vorliegen, die einen endgültigen Beweis für die Effektivität von Eukalyptusöl erbringen.

Gleiches gilt für die auswurffördernde Wirkung, wenngleich auch dieser Effekt als plausibel eingestuft wird: Durch die Einatmung vom Eukalyptusöl werden Nervenimpulse im Rachen angesprochen. So kommt es zu einer direkten Reizung von Wärmeempfangsstellen (Thermorezeptoren) in der Nasenschleimhaut und im Lungengewebe (Flimmerhärchen). In der Summe ist also die Reizwirkung des ätherischen Eukalyptusöls Auslöser für die verstärkte Aktivität der Flimmerhärchen in den Lungen. Zur Wiederholung: Der zähe Bronchialschleim fängt Fremdstoffe wie Viren und Bakterien ein und bindet sie. Mit Hilfe der Flimmerhärchen werden sie dann zusammen mit dem Bronchialschleim in Richtung Mund transportiert und können abgehustet werden.

Eukalyptusblätter und Eukalyptusöl als Arzneimittel

Eukalyptusblätter und Eukalyptusöl sind in Deutschland als Tee, ätherisches Öl, Badezusatz und als Fertigarzneimittel erhältlich. Zur Linderung von entzündlichen Atemwegserkrankungen werden für Erwachsene folgende tägliche Dosierungen empfohlen:

- **Tee:** (getrocknete Blätter): 4–6 g
- **Ätherisches Öl (Eukalyptusöl):** 0,3–0,6 g (entsprechend ca. 6–12 Topfen)

Produktauswahl mit Eukalyptusblättern und Eukalyptusöl

Produkte mit Eukalyptus erhalten Sie zum Beispiel in Apotheken, Reformhäusern, Drogerien und im Lebensmitteleinzelhandel.

Tee: Eukalyptusblätter ApoFit®

Eukalyptusöl: Primavera®, Taoasis®, cosiMed®, Dr. Schaette®

Arzneimittel: Aspecton® Eukaps 100 mg oder 200 mg Kapseln, Soledum® Kapseln, Soledum® Balsam Flüssig (mit und ohne Inhalator)

Arzneimittel (Kombinationspräparate): Otriven® Nasenspray Meerwasser mit Eukalyptus, OLBAS® Tropfen, Pinimenthol® Erkältungsbalsam mild für Kinder, Transpulmin® Erkältungsbalsam für Kinder, DocMorris® Eukalyptus Erkältungs

Balsam-S, Babix® Babybalsam, Bronchoforton® Kapseln, Rheuma- und Schmerz-salbe Winthrop®, Sogoon® Schmerzcreme, Tumarol® Erkältungs-Creme

Badezusätze: Tetesept® Erkältungsbad, Kneipp® Badolie

Wissenswert

Im Europäischen Arzneibuch ist genau festgelegt, wie schwer ein Tropfen sein darf, wenn aus einer Tropfflasche geschüttet wird. Hierzu dient der Normaltropfenzähler. Hält man die Tropfflasche senkrecht, so ergeben 20 Tropfen Wasser genau 1,0 g.

Vorsicht! Seltene Nebenwirkungen durch innerliche Einnahme von Zubereitungen aus Eukalyptusblättern oder -öl sind Übelkeit, Erbrechen und Durchfall. Eukalyptusöl hat Einfluss auf Abbauprozesse in der Leber. Die Wirkung anderer Arzneimittel kann dadurch abgeschwächt und/oder verkürzt werden. Nehmen Sie andere Arzneimittel daher immer in einem zeitlichen Abstand von mindestens einer, besser zwei Stunden ein.

Nicht anzuwenden ist Eukalyptusöl bei Säuglingen und Kleinkindern, insbesondere im Bereich der Nase. Es kann zu Verkrampfungen des Kehlkopfes kommen und Atemstörungen auslösen. Eine Gegenanzeige zur Anwendung von Eukalyptusöl besteht bei entzündlichen Erkrankungen im Magen-Darm-Bereich, im Bereich der Gallenwege und bei schweren Lebererkrankungen. Zubereitungen aus Eukalyptusblättern und Eukalyptusöl sollten während der Schwangerschaft und Stillzeit aufgrund fehlender Unbedenklichkeitsuntersuchungen nicht angewendet werden. Zur richtigen Dosierung bei Kindern sprechen Sie Ihre Ärztin oder Heilpraktikerin an.

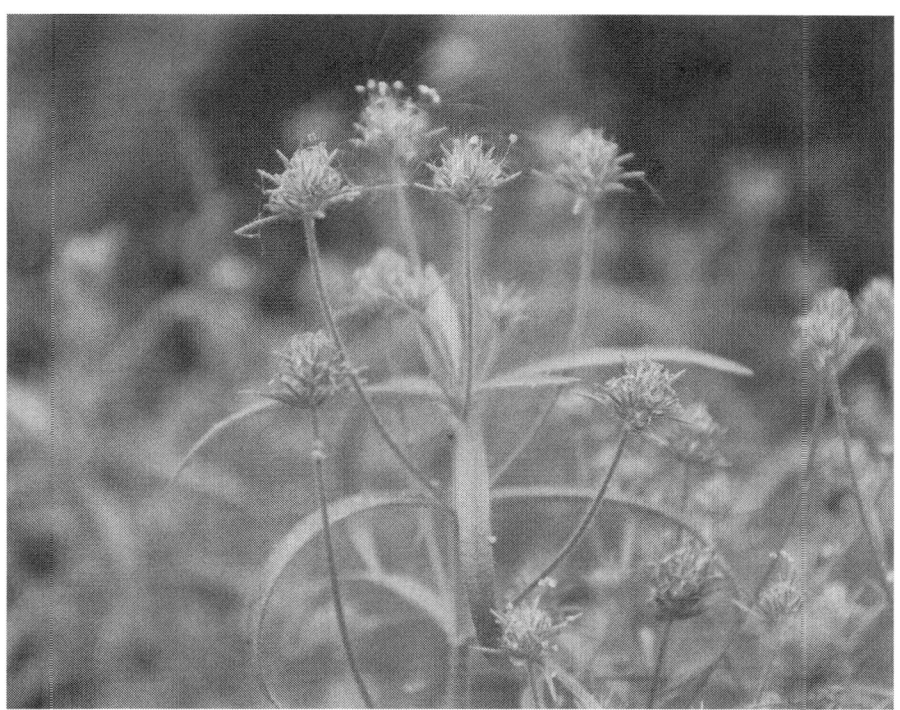

Plantago arenaria

Flohkraut: Starker Darm, starkes Immunsystem

Arznei-Pflanzenteile: Samen & Samenschalen
Essbare Pflanzenteile: Samen
Wichtige Inhaltsstoffe: Ballaststoffe
Wichtige Wirkungen: Entzündungsvorbeugung, Entlastung des
Immunsystems
Geschmack: neutral und gelartig

So unscheinbar das Flohkraut (*Plantago arenaria, P. ovata und P. afra*) auch aussieht: Die Heilpflanze ist ein gutes Beispiel dafür, wie Anpassungsprozesse an Lebensräume und Umwelteinflüssen erfolgreich stattfinden. Flohkrautsorten kommen auf nahezu allen Kontinenten der Erde auf trockenen Standorten vor, und sie alle werden medizinisch genutzt, genauer ihre Samen. Allerdings besteht ein bedeutsamer Unterschied zwischen dem Indischen Flohkraut und allen übrigen Flohkraut-Sorten, denn nur vom Indischen Flohkraut (*Plantago ovata*) können die Samenschalen, auch Flohsamenschalen oder Husk genannt, vom Samenkorn abgetrennt werden. Bei anderen Flohsamensorten wie zum Beispiel dem Sand-Wegerich (*Plantago arenaria*) und dem Flohsamen-Wegerich (*Plantago afra*) ist dies nicht möglich.

Das Indische Flohkraut liefert also zwei Arznei-Pflanzenteile (Wirkstoffe), die Flohsamen und die Flohsamenschalen. Von allen anderen Sorten können lediglich Flohsamen geerntet und verarbeitet werden.

Um das Immunsystem zu unterstützen, können sowohl die Flohsamen als auch die Schalen helfen: Sie schaffen ein intaktes Darmmilieu und wirken entzündungshemmend bei Darmerkrankungen. Beide Faktoren sind für ein starkes Immunsystem unerlässlich. Wer zudem oft von Verdauungsbeschwerden wie Blähungen, Völlegefühl, Durchfall oder Verstopfung betroffen ist, dem können die Flohsamen und deren Schalen zusätzlich helfen.

Kleine Riesen mit hoher Wasserbindungsfähigkeit

Das Flohkraut ist an Trockenheit gewöhnt. Kommen die Samen mit Wasser in Berührung, quellen sie stark auf. Das liegt an den Ballaststoffen der Flohsamen und der Flohsamenschalen, bei denen es sich um komplexe Kohlenhydrate handelt. Sie werden auch als Schleimstoffe bezeichnet. Während die Flohsamen zu etwa 63 % aus Ballaststoffen bestehen, sind es bei den Indischen Flohsamenschalen durchschnittlich 84 %.

Eine Besonderheit der Flohsamen-Ballaststoffe besteht darin, dass sie zu über 80 % wasserlöslich sind. Sie quellen in Wasser stark auf und binden es wie ein Schwamm. Flohsamen können dabei das Neun- bis Zehnfache ihres Gewichts an Wasser aufnehmen, bei den Indischen Flohsamenschalen beträgt die Quellfähigkeit mindestens das 40-Fache des ursprünglichen Gewichts. Dadurch werden sie zu einer Art

Gel, das gut verträglich und gleichzeitig unverdaulich ist. Aus diesem Grund liefern die Flohsamen und deren Schalen kaum Kalorien.

Ballaststoffe als Nahrungsquelle „guter" Darmbakterien

Die Bakterien des Darms können die entstehenden Schleimstoffe jedoch weiter nutzen. Dies geschieht, indem sie die Schleimstoffe teilweise zersetzen und als Nahrungsquelle nutzen. In diesem Prozess wandeln sie die unverdaulichen Bestandteile der Samen oder deren Schalen in kurzkettige Fettsäuren um, zum Beispiel in Buttersäure (Butyrat) und Essigsäure. Der Darm kann diese Säuren im nächsten Schritt entweder aufnehmen oder selbst als Nährstofflieferant für die Bakterien nutzen.

Entlastung des Immunsystems durch Entzündungshemmung

Die Schleimhautzellen des Dickdarms werden durch kurzkettige Fettsäuren ernährt, vor allem durch Buttersäure. Die Buttersäure, aber auch andere kurzkettige Fettsäuren fördern die Regeneration der Dickdarmschleimhautzellen und wirken antientzündlich. Dadurch bieten Flohsamen und ihre Schalen einen gewissen Schutz vor Entzündungen im Darm. Gleichzeitig schaffen dieselben Fettsäuren ein saures Milieu im Darm. Dadurch wird die Vermehrung krankmachender Bakterien behindert.

Zusammengenommen entlasten die Wirkungen der Flohsamen und der Indischen Flohsamenschalen das Immunsystem, indem sie eine Umgebung schaffen, in der die Immunzellen ungestört heranreifen können. Zudem bedarf es weniger Aktivität des Immunsystems, wenn der Darm vor krankmachenden Bakterien und Giftstoffen geschützt ist.

Flohsamen und Flohsamenschalen bei Entzündungen im Darm

Bei akuten Entzündungen im Darm ist das Immunsystem in hohem Maße gefordert, zum Beispiel bei Divertikulitis, Morbus Crohn, Colitis ulcerosa und Zöliakie. Zu diesem Zeitpunkt dürfen allerdings KEINE Flohsamen oder Flohsamenschalen eingenommen werden – sie können die Entzündung wie alle Ballaststoffe noch weiter anheizen. Nachdem der Brand jedoch abgeklungen ist, können Flohsamen und deren Schalen wieder eingenommen werden. Auskunft darüber, ob die Entzündung noch aktiv ist, liefert die Ärztin oder der Arzt etwa anhand verschiedener Blutwerte.

Ist eine Entzündung abgeklungen, ist die Einnahme von Flohsamen oder deren Schalen hingegen sinnvoll: Eine Studie mit über 100 Colitis ulcerosa Betroffenen ergab, dass die tägliche Einnahme von zehn Gramm Flohsamen die Phase der Beschwerdefreiheit (Remission) ebenso lang erhält wie bei der Einnahme schulmedizinischer, antientzündlicher Medikamente. Bei Colitis ulcerosa handelt es sich um eine chronisch entzündliche Darmerkrankung, bei der im Dickdarm immer wieder Entzündungen aufflammen.

Flohsamen und Indische Flohsamenschalen als Arzneimittel und Lebensmittel

In Deutschland sind Produkte aus Flohkraut sowohl als Arzneimittel als auch als Lebensmittel zugelassen. Greifen Sie beim Kauf von Flohsamen und deren Schalen bevorzugt zu Arzneimitteln. Arzneimittel müssen höhere Qualitätsstandards erfüllen als Lebensmittel. Sie sind für die Behandlung von Beschwerden hergestellt und werden streng auf Verunreinigungen und Schwermetallbelastung überprüft.

- **Flohsamen:** Die Tagesdosis für Flohsamen beträgt bei Erwachsenen bis zu 40 g.
- **Flohsamenschalen:** Für die Indischen Flohsamenschalen beträgt die empfohlene Tagesdosis für Erwachsene zwischen 4–20 g.

Bis sich eine Wirkung einstellt, können drei bis sieben Tage vergehen.

Produktauswahl mit Flohsamen und Indischen Flohsamenschalen

Produkte mit Flohsamen und Indischen Flohsamenschalen erhalten Sie zum Beispiel in Apotheken, Reformhäusern, Drogerien, im Lebensmitteleinzelhandel und im Online-Handel.

Flohsamen Lebensmittel: Flohsamen Indisch Bio Dr. Groß GmbH, Flohsamen Aurica®, Zirkulin® Indische Flohsamen, Linusit® Flohsamen Kerne, Flohsamen Bombastus®, Flosema® Flohsamen Bio-Diät-Berlin GmbH, Herbasana® Flohsamen Körner

Indische Flohsamenschalen Fertigarzneimittel: Flosine® Balance Granulat, Mucofalk® Apfel/Orange/Fit

Indische Flohsamenschalen Lebensmittel und Nahrungsergänzung: Flohsamenschalen Dr. Groß GmbH, Indische Flohsamenschalen Aurica®, Flohsamenschalen Indisch® Avitale, Zirkulin® Flohsamenschalen

Vorsicht! Flohsamen und Flohsamenschalen müssen mit viel Flüssigkeit eingenommen werden, da es in sehr seltenen Fällen zur Verstopfung der Speiseröhre und des Darms kommen kann. Selten lösen die Wirkstoffe auch Völlegefühl, Bauchschmerzen und Übelkeit aus. Nicht anwenden bei Darmverschluss, akuten entzündlichen Magen-Darm-Erkrankungen, Allergien gegen das Indische Flohkraut und schwer einstellbarem Diabetes. Andere Arzneimittel sollten in einem zeitlichen Abstand von 30–60 Minuten eingenommen werden, da ihre Wirkung durch das Flohkraut vermindert werden kann. Träger von Zahnprothesen sollten darauf achten, Ihren Mund nach der Einnahme der Flohsamen und der Indischen Flohsamenschalen ausreichend auszuspülen, damit sich die Flohsamen nicht in der Prothese festsetzen und dort aufquellen.

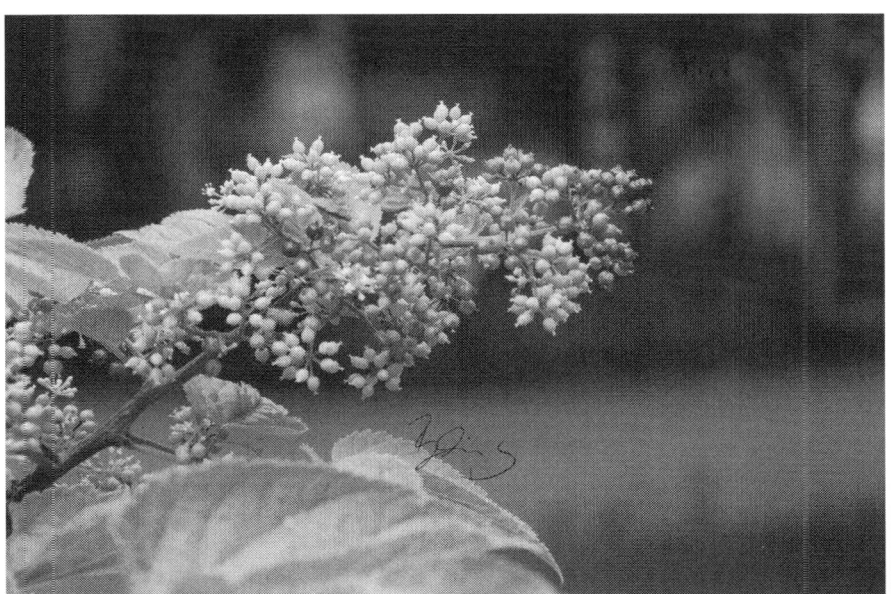

Panax quinquefolius

Ginseng:
Vitalität auf ganzer Linie

Arznei-Pflanzenteile: Wurzel
Wichtige Inhaltsstoffe: Ginsenoide &Polysaccharide
Wichtige Wirkungen: immunstimulierend, zellgewebeschützend,
antioxidativ
Geschmack: bitter

Es gibt zwei medizinisch wirksame Ginsengsorten. Die eine stammt aus Asien (Panax ginseng) und die andere (Panax qinquefolius) kommt in Nordamerika vor. Die Wirkung vom amerikanischen Ginseng weicht etwas von dem des Panax ginseng ab.

Das Immunsystem beeinflussen beide Sorten durch ihre immunmodulierende Wirkung direkt und gleichzeitig durch die adaptogenen Eigenschaften indirekt.

Besonders geeignet ist die Heilpflanze:

• nach zurückliegenden Erkrankungen, von denen man sich nur schwerlich erholt
• zur Prophylaxe von Infektionen
• zum Schutz des Zellgewebes, vor allem des Gehirns

Wissenswert

Unterschieden werden der Weiße und der Rote Ginseng. Beim Weißen Ginseng handelt es sich um die geschälte, gebleichte und anschließend getrocknete Wurzel. Roter Ginseng ist die frisch geerntete Wurzel, die anschließend mit Wasserdampf behandelt und dann getrocknet wird. Ginsengarzneimittel können von beiden Zubereitungen gewonnen werden. Der Rote Ginseng soll dem Weißen Ginseng qualitativ leicht überlegen sein.

Besonderes Saponingemisch

Im Ginseng kommen die Saponine im Gegensatz zu anderen saponinhaltigen Pflanzen, wie z. B. Kartoffeln oder Knoblauch, in großer Zahl vor. Sie verleihen der Pflanze selbst adaptogene Wirkungen und machen sie dadurch widerstandsfähiger. Die stärkenden Wirkungen der Ginsenoside sollen sich auch auf den menschlichen Körper positiv und kräftigend auswirken, indem sie seine Anpassungsfähigkeit in Belastungssituationen steigert. Gingsengpräparate werden daher als Tonikum bei Müdigkeit und Schwächegefühl eingesetzt oder bei Menschen, die unter Erschöpfung leiden.

Wichtig ist es, dass der Ginsenosidgehalt in der Ginsengwurzel hoch genug ist, um eine medizinische Wirkung zu erzielen. Dieser sollte mindestens 10 mg pro

Tag betragen. Um eine sichere Wirkung erzielen zu können, kann es sinnvoll sein, standardisierte Produkte zu verwenden.

Studien zeigen in diesem Zusammenhang Hinweise, dass sich die Heilpflanze positiv auf die Immunabwehr auswirkt. Dabei können bestimmte Abwehrzellen vermehrt gebildet werden und manche Botenstoffe (Interferone) werden vermehrt ausgeschüttet.

Neben den Ginsenosiden, die in recht großer Konzentration in der Wurzel vorkommen, gibt es außerdem mehr als 100 biologisch weitere aktive Substanzen. Von Interesse sind die sogenannten Polysaccharide. Sie sind langkettige Zuckermoleküle. Diese Polysaccharide im Ginseng können möglicherweise immunmodulatorisch wirken.

Vielstoffgemisch für ein starkes Immunsystem

Die Extrakte aus der Ginsengwurzel stimulieren die spezifischen Abwehrkräfte. Genauer gesagt regen die Inhaltsstoffe die vermehrte Bildung von THelferzellen an: Das legten die Ergebnisse einer klinischen Studie offen. Die Aufgabe von THelferzellen besteht u. a. darin, anderen Blutzellen im Immunsystem Informationen zu übermitteln, damit diese gezielt gegen Krankheitskeime vorgehen können. Zusätzlich heften sie sich an BLymphozyten und regen dann deren Vermehrung an. Wichtig ist dieser Prozess, da BLymphozyten zu Antikörper produzierenden Plasmazellen und BGedächtniszellen umgewandelt werden. Beide Zellarten bekämpfen systematisch bekannte Krankheitserreger und sorgen für Immunität.

Bildung besonderer Eiweißstoffe

Eine weitere Eigenschaft von Ginsengwurzelextrakten ist die Anregung der körpereigenen Interferonproduktion. Interferone sind Eiweißstoffe bzw. Gewebshormone, die von weißen Blutkörperchen (Leukozyten) gebildet werden. Interferone stimulieren das Immunsystem und verfügen zudem über antivirale Eigenschaften. In einem Laborversuch drängte der Ginsengextrakt Herpesviren zurück, wenn er zusammen mit Extrakten aus dem Purpursonnenhut angewendet wurde. Außerdem wirken Interferone entarteten Zellen bei Tieren entgegen (Antitumorwirkung). Inwieweit sich die Wirkungen auf den Menschen übertragen lassen, muss aber noch genauer untersucht werden.

In der Summe eignen sich Auszüge aus der Ginsengwurzel gut, um die Widerstandskräfte des Körpers zu verbessern und zu festigen. In einer klinischen Studie mit 40 Teilnehmern, die an chronischer Bronchitis leiden, verringerten sich die Symptome messbar. Zudem flammte die Bronchitis nicht erneut mit derselben Intensität auf. Der Ginseng kann damit einen Beitrag zur Vorbeugung von Atemwegserkrankungen leisten.

Bei einer akuten Infektion wie z. B. bei einer akuten Erkältung ist die Ginsengwurzel aber nicht das Mittel der ersten Wahl. Hier sind Extrakte beispielsweise aus dem Purpursonnenhut oder dem Prärie-Igelkopf besser geeignet.

Wissenswert

Die Inhaltsstoffe setzen an vielen Stellen des Körpers an, was z. B. zu der Verbesserung des Gedächtnisses führen kann. Durch die Einnahme steigt die Konzentrations- und Merkfähigkeit und sogar die Reaktionszeit wird nach der Einnahme von Ginseng erhöht. Daher kann der Ginseng im Kraft- und Ausdauersport zu Leistungsverbesserungen beitragen.

Angesprochen werden spezielle Bereiche in der Hirnrinde, sodass Glucose besser verstoffwechselt werden kann. Das menschliche Gehirn braucht Glucose, um bestimmte Leistungen erbringen zu können. Auch deshalb ist der Ginseng in geistig anspruchsvollen Situationen hervorragend geeignet, etwa in Prüfungen, aber auch bei mentaler Erschöpfung.

Erste Ansätze gegen das „Fatique-Syndrom" mit amerikanischem Ginseng

Die Wirkungen des Ginsengs zu Vorbeugung von Krebs sind noch wenig untersucht. Eine Studie mit mehr als 300 Patienten ergab, dass der amerikanische Ginseng „Panax quinquefolius" die Symptome des Fatique-Syndroms abmildern kann. Dieses tritt bei Krebspatienten oft nach Strahlen- oder Chemotherapie auf. Die Betroffenen sind ständig müde, erschöpft und unkonzentriert. Die Ergebnisse aus dieser Studie waren vielversprechend und liefern erste Hinweise für die Wirksamkeit des Ginsengs gegen das Fatique-Syndrom. Die Symptome besserten sich im Durchschnitt nach zwei- bis dreimonatiger regelmäßiger Einnahme.

Ginseng als Arzneimittel

Extrakte aus der Wurzel des Panax ginseng sind in Deutschland als traditionelles Arzneimittel mit einer gleichmäßig hohen Dosierung zur Behandlung von Erschöpfungssymptomen wie Müdigkeit und Schwächegefühl zugelassen. Zudem sind Präparate in Form von Nahrungsergänzungsmitteln erhältlich, die aber nicht dieselben Qualitätsanforderungen erfüllen müssen, wie dies bei Arzneimitteln der Fall ist. Greifen Sie daher bevorzugt zu einem Fertigarzneimittel oder einem Tee mit Arzneimittelqualität. So verringern Sie auch die Gefahr einer möglichen Schadstoffbelastung.

Die Wurzel ist außerdem essbar und kann in Form von Pulver, Tee und Tinkturen verwendet werden.

- **Tee:** Erwachsene sollten täglich mindestens 10 mg Ginsenoside, entsprechend 1–2 g der Ginsengwurzel einnehmen, verteilt auf 2–3 Einzeldosen.
- **Pulver:** Die pulverisierte Ginsengwurzel kann von Erwachsenen täglich in Form einer Einmaldosis (1.200 mg) eingenommen werden. Alternativ kann das Wurzelpulver auch in niedrigeren Mengen eingenommen werden, z. B. 3-mal täglich 250 mg. Die minimale Tagesmenge liegt bei Erwachsenen bei 600 mg, die Tageshöchstmenge bei 2.000 mg.

Hinweise zur Einnahmedauer

Da keine Langzeituntersuchungen vorliegen, sollte die Einnahme der Ginsengwurzel nach drei Monaten pausiert werden. Alternativ kann ein anderer Wirkstoff, wie Taigawurzel oder Rosenwurz verwendet werden. Nach zwei- bis dreimonatiger Pause kann der Ginseng wieder eingenommen werden.

Produktauswahl Ginseng

Produkte mit Ginseng erhalten Sie in Apotheken, Reformhäusern, Drogerien, im Lebensmitteleinzelhandel oder im Online-Handel.

Tee: Radix Ginseng ostasiat. Ph. Eur. zerschnitten oder gepulvert Klenk®, Radix Ginseng ostasiatisch geschnitten oder gepulvert Caelo®

Fertigarzneimittel: Orgaplasma® Tabletten, Ginsana® Kapseln

Vorsicht! In Einzelfällen können Ginsengextrakte Überempfindlichkeitsreaktionen wie Juckreiz oder Hautausschlag auslösen. Auch seltene Fälle von Schlafbeschwerden und Magen-Darm-Beschwerden sind bekannt. Während der Schwangerschaft und Stillzeit sollte auf die Anwendung von Ginsengwurzelextrakten aufgrund fehlender Unbedenklichkeitsuntersuchungen verzichtet werden. Gleiches gilt für unter 18-Jährige.

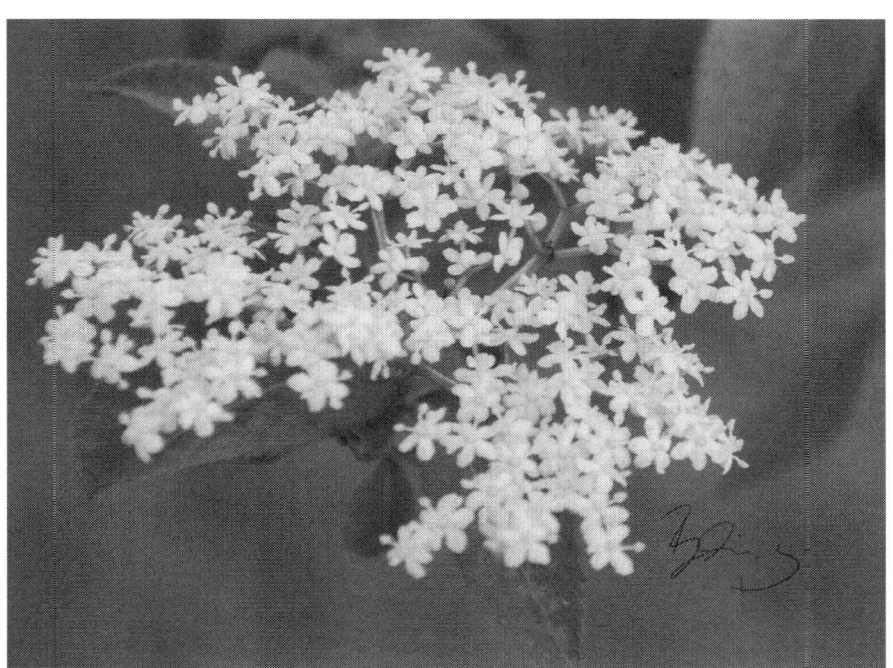

Sambucus nigra

Holunder: Schwitzkur aus dem Pflanzenreich

Arznei-Pflanzenteile: Früchte und Blüten
Essbare Pflanzenteile: Früchte und Blüten
Wichtige Inhaltsstoffe: Anthocyane, Flavonoide, Triterpene &
ätherische Öle
Wichtige Wirkungen: immunstimulierend, schleimlösend &
schweißtreibend
Geschmack: fruchtig und ein bisschen bitter

Der Holunder (*Sambucus nigra*) ist ein sagenumwobener Baum und wird in Nordeuropa seit der Jungsteinzeit als Nahrungs- und Heilpflanze geschätzt. Für die Germanen war der Holunder eine Kultpflanze. Sie glaubten, dass ihre Leibes- und Schönheitsgöttin Freyja darin wohne. Blickt man noch weiter zurück in die Geschichte des Holunders, so weiß man aufgrund archäologischer Funde heute, dass die Menschen in der Jungsteinzeit die wohlschmeckenden Früchte des Holunders sammelten und aßen.

Schon damals bemerkten die Menschen vermutlich, dass die Anwendung von Holunderblüten und deren Früchte schweißtreibend wirkt und die Symptome von Erkältungskrankheiten abmildert.

Heute werden Holunderblüten und deren Früchte traditionell zur Behandlung von Erkältungskrankheiten mit Fieber, Schüttelfrost und Husten eingesetzt. Durch ihre immunmodulierenden, keimhemmenden, antientzündlichen und antioxidativen Eigenschaften kann die Dauer einer Erkältung vermutlich verkürzt werden.

Sekundäre Pflanzenstoffe für ein starkes Immunsystem

Holunderblüten sind reich an verschiedenen sekundären Pflanzenstoffen, darunter befinden sich viele Flavonoide mit entzündungshemmenden und antioxidativen Eigenschaften, darunter die Hauptkomponenten Rutin, Isoquercitrin, Quercitrin und Hyperosid.

Außerdem enthalten Holunderblüten Chlorogensäure, ätherische Öle, Gerbstoffe, Phytosterine, Schleimstoffe, Triterpene und Kaliumsalze.

Holunderfrüchte speichern ebenfalls große Mengen an sekundären Pflanzenstoffen. Rein mengenmäßig enthalten sie überdurchschnittlich viele Anthocyane wie Cyanidin-3-Glucoside (66 %) und Cyanidin-3-Sambubioside (32 %). Anthocyane sind wasserlösliche Pflanzenstoffe und verleihen Blüten und Früchten ihre dunkelblaue bis schwarzblaue Farbe.

Daneben sind Holunderfrüchte reich an Flavonoiden, Flavonolen, Lektinen und ätherischen Ölen. Zu den bedeutsamen Mikronährstoffen in den Holunderfrüchten gehören Vitamin C und BVitamine wie Vitamin B2, Niacin, Vitamin B6 und Folsäure.

Holunderbeerensaft als pflanzlicher Virenhemmer

Bei der Behandlung von Erkältungen lag das Hauptaugenmerk auf der Wirkweise der Blüten des Holunders. Untersuchungen seit den 1990er-Jahren zeigen aber, dass der Saft aus den Holunderbeeren durch seinen hohen Gehalt an Anthocyanen und Flavonoiden viele Viren ausbremsen kann. In Laborversuchen zeigte sich, dass sich dessen Inhaltsstoffe an Viren binden und so verhindern, dass sie gesunde Zellen befallen können. Zudem verhinderten die Inhaltsstoffe die Vermehrung der Viren. Erfolgreich getestet wurde die Wirkung an Rhinoviren, Influenzaviren (wie H1N1), Adenoviren und Echoviren.

Erste Versuche an Menschen legten zudem offen, dass die Einnahme täglich 60 ml Holunderbeerensaft zu messbar weniger Beschwerden führt, wenn der Saft bei den ersten Erkältungssymptomen eingenommen wird.

Regen Holunderbeeren das Immunsystem an?

In Laborversuchen wurde offengelegt, dass die Inhaltsstoffe der Holunderbeeren immunmodulierende Eigenschaften haben. Die Extrakte regten etwa die Bildung von Zytokinen an: Das sind Signalstoffe, die die Bildung von Immunzellen wie z. B. Monozyten anregen. Dadurch kann sich das Immunsystem möglicherweise besser gegen unbekannte Erreger wehren. Ob diese Vorgänge auch im menschlichen Körper ablaufen wurde bislang (Stand November 2020) noch nicht untersucht.

Holunderblüten lindern Erkältungssymptome

Holunderblütenextrakte wirken schweißtreibend, lösen festsitzenden Bronchialschleim und erleichtern so das Abhusten. Deshalb eignen sie sich sehr gut bei fieberhaften Erkältungskrankheiten und bei trockenem Husten. Der Wirkmechanismus der Holunderblüten ist bis heute allerdings nicht vollständig geklärt. Ein Grund hierfür ist, dass bislang noch kein einzelner Inhaltsstoff der Holunderblüten als Leitsubstanz nachgewiesen werden konnte.

Wissenswert!

Bei den Symptomen einer Erkältung können Zubereitungen von Holunderblüten und Holunderfrüchten auch in Kombination eingenommen werden. Möglicherweise klingen die Beschwerden dadurch noch schneller ab.

Holunder als Arzneimittel und Lebensmittel

Holunderblüten und Holunderfrüchte werden in Deutschland traditionell zur Behandlung von Erkältungskrankheiten eingesetzt. Sie sind in Form von Fertigarzneimitteln, Nahrungsergänzungsmitteln und Lebensmitteln erhältlich.

Holunderblüten und Holunderfrüchte können von Tee, Tinktur, Saft oder als frische bzw. getrocknete Früchte angewendet werden.

- **Tee:** Die Tagesdosis für getrocknete Holunderblüten beträgt für Erwachsene zwischen 10–15 g, verteilt auf 2–4 Einzeldosen à 3–4 g.
- **Saft:** Erwachsene können 4-mal täglich 15 mg Holunderblütensaft bei Erkältungssymptomen anwenden. Die Tagesmenge lag in Studien am Menschen bei 60 ml.

Produktauswahl Holunder

Produkte mit Holunder erhalten Sie in Apotheken, Reformhäusern, Drogerien, im Lebensmitteleinzelhandel und über den Online-Handel.

Tee: Holunderblüten Tee Bombastus®, Holunderblüten Tee Aurica®, Holunderblüten Tee Klenk®

Tee (Kombinationspräparat): Erkältungstee Bombastus® Filterbeutel und lose Blüten, H&S® Holunderblüte LimetteTee; Holunderblüte Apfel Tee Salus®

Fertigarzneimittel: Holunderblüten Tropfen Stifts-Apotheke®, Holunderblüten Spray Hecht-Pharma GmbH®

Saft: Haschberg® Holunderbeeren Saft, Schoenenberger® Holunderbeeren Saft, Biotona® Holunderbeersaft

Vorsicht! Unerwünschte Wirkungen sind nicht bekannt.

Ob Zubereitungen aus Holunderblüten und Holunderbeeren während der Schwangerschaft und Stillzeit eingesetzt werden können oder bei unter 18-Jährigen, sollte mit einer Ärztin oder Heilpraktikerin besprochen werden. Der HMPC rät von der Einnahme bei den genannten Personengruppen wegen fehlender Unbedenklichkeitsuntersuchungen ab.

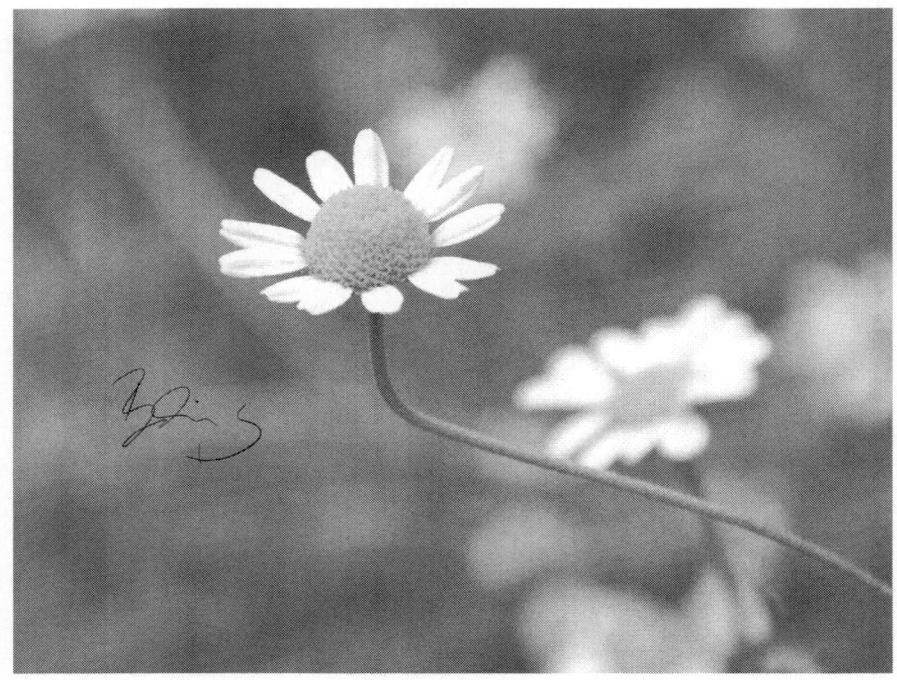

Matricaria recutita

Kamille: Entlastung für das Immunsystem

Arznei-Pflanzenteile: Blüten
Wichtige Inhaltsstoffe: ätherische Öle, Flavonoide &
Schleimstoffe
Wichtige Wirkungen: antibakteriell, gegen Pilze
Geschmack: blumig & aromatisch

Die Kamille (*Matricaria recutita*) gehört zu den bekanntesten und beliebtesten Heilpflanzen überhaupt. Zurecht kann sie aufgrund ihrer zahlreichen positiven Wirkungen auf die Gesundheit als ein Allroundtalent bezeichnet werden: Ihre Extrakte lindern beispielsweise Krämpfe im Magen und Darm, Entzündungen im Mund und Rachen, Entzündungen der Haut, der Schleimhäute und des Genitalbereichs und sie mildert die Symptome von Erkältungen ab.

Die Kamille gehört zu den Heilpflanzen, die das Immunsystem bei der ersten Symptomen einer Erkältung oder bei einem akuten Schnupfen entlasten. Ihre Auszüge helfen:

- bei Schleimhautentzündungen, Halsschmerzen und wenn die Nase läuft,
- bei entzündlichen Erkrankungen der oberen Atemwege, die das Atmen erschweren und bei beginnendem Husten,
- wenn die Erkältung auf den Magen schlägt und Bauchschmerzen auslöst.

Unverkennbarer Kamillenduft

Ihren unverwechselbaren Duft verdanken die Kamillenblüten einem wirksamen Gemisch aus ätherischen Ölen, deren wichtigste Repräsentanten die Namen Alpha-Bisabolol und Chamazulen tragen. Zusätzlich enthalten sie wertvolle Flavonoide, Schleimstoffe und rund 50 andere Inhaltsstoffe, die sich gegenseitig unterstützen.

Sie wirken immunstimulierend , antibakteriell, antimykotisch (gegen Pilze), entzündungshemmend und antiviral gegen Herpes-Viren.

Wissenswert

Kamillenblütentee erhalten Sie in jedem Supermarkt. Wenn Sie diesen zur Linderung von Erkältungssymptomen einsetzen möchten, dann sollten Sie ausschließlich zu einem Produkt greifen auf dessen Verpackung „Arzneimittelqualität" oder „Arzneitee" aufgedruckt ist. Im Zweifelsfall erhalten Sie einen Tee mit Arzneimittelqualität in der Apotheke.

Tees, bei denen dieses Qualitätsmerkmal fehlt, sind nach dem Lebensmittelrecht zugelassen und sie müssen keine Wirkung auf die Gesundheit auslösen, denn bei Lebensmitteln geht es um die Nährstoffversorgung und den Geschmack. Ein Arzneitee muss die genau vorgeschriebene Menge an wirksamen Inhaltsstoffen enthalten. Zusätzlich sind Arzneitees auf einen möglichen Gehalt an Schadstoffen geprüft. Dadurch sind sie qualitativ hochwertig und leider oft teurer als die Lebensmittel-Variante.

Krankheitskeimen die Vermehrungsgrundlage nehmen

Die ätherischen Öle der Kamillenblüten sind zusammen mit den anderen Inhaltsstoffen aktive „Gegner" von Keimen und Entzündungsprozessen. Einerseits können sie Bakterien wie Staphylococcus aureus und Streptokokken abtöten, die beide Atemwegserkrankungen auslösen können. Andererseits nützen die Inhaltsstoffe auch gegen leichte Pilzerkrankungen, etwa gegen Candida albicans und gegen Dermatophyten.

Der Wirkstoff bremst zudem Entzündungsprozesse, die im Körper selbst stattfinden, indem er die Entstehung von Enzymen hemmt, die für die Bildung von entzündungsauslösenden Botenstoffen unumgänglich sind. Einen besonderen Beitrag leisten die Schleimstoffe: Sie unterstützen das Immunsystem, indem sie es leicht anregen beziehungsweise zu etwas mehr Arbeitsleitung anstoßen. Dadurch kann sich der Körper besser gegen die Erkältung wehren.

Die wohltuenden Extrakte aus den Kamillen helfen beim Inhalieren, als Mundspülung, beim Gurgeln und als Tee. Diese Erkenntnisse basieren auf Untersuchungen am Menschen (offene Studien).

Kamillenblüten als Arzneimittel

Extrakte aus den Kamillenblüten werden in Deutschland traditionell zur Linderung von Erkältungssymptomen, leichter Magen-Darm-Beschwerden, leichter Geschwüre und Entzündungen im Mund, im Rachen und bei Reizungen der Haut und der Schleimhäute angewendet. Sie kommen z. B. als Fertigarzneimittel, als Tee, Inhalation oder als Badezusatz zum Einsatz. Kamillenblütenextrakte dürfen bei Säuglingen ab dem 6. Lebensmonat angewendet werden. Der Einsatz und die Höhe der Dosierung sollte aber vorab mit dem behandelnden Arzt oder Heilpraktiker besprochen werden.

- **Tee:** Die Tagesmenge für Erwachsene beträgt zwischen 4,5–16 g, verteilt auf 3–4 Einzeldosen à 1,5–4 g.
- **Inhalation:** Die tägliche Menge ist mit der für die Teezubereitung identisch.
- **Gurgellösung:** Erwachsene können täglich 1–5 g der Kamillenblüten für die Herstellung einer Gurgellösung einsetzen und damit mehrmals täglich gurgeln. Die Zubereitung erfolgt wie bei der Teeherstellung, aber lediglich mit 100 ml Wasser.

Produktauswahl Kamillenblüten

Produkte mit Kamillenblüten erhalten Sie in Apotheken, Reformhäusern, Drogerien und im Internethandel.

Tee: Kamillenblüten Tee Bombastus®, H&S Kamillentee Filterbeutel®, Dr. Kottas® Kamillentee Filterbeutel, Sidroga® Kamillenblütentee Filterbeutel, Kamillen Tee Aurica®

Tee (Kombinationspräparate): H&S® Bio Gutes Bauchgefühl Baby ab 3 Monate und Kinder Tee

Fertigarzneimittel: Abtei® Kamillen Konzentrat, Kamillosan® Konzentrat

Fertigarzneimittel (Kombinationspräparate): Diarrhoesan® Saft für Kinder ab 2 Jahre und Erwachsene, Kamillan® Flüssigkeit, Myrrhinil-Intest® Kapseln, Parodontal® Mundsalbe, Herba- Vision® Kamille plus Augentropfen

Badezusätze und ätherisches Öl: Spitzner Balneo Kamille Ölbad, Kamillen Bad N Ritsert®, Taoasis® Kamillen Öl Bio,

Nahrungsergänzungsmittel: Markalakt® Vital Pulver (Schwangerschaft und Stillzeit)

> **Vorsicht!** Bei einer Allergie gegenüber Korbblütengewächsen sind allergische Reaktionen möglich. Bitte klären Sie dann mit Ihrem Arzt, ob Kamillenblüten für Sie geeignet sind. Weiterhin hemmen die Inhaltsstoffe der Kamille das Enzym Cytochrom P450, das für den Stoffwechsel wichtig ist und so Wechselwirkungen mit anderen Arzneimitteln nicht ganz ausgeschlossen werden können.

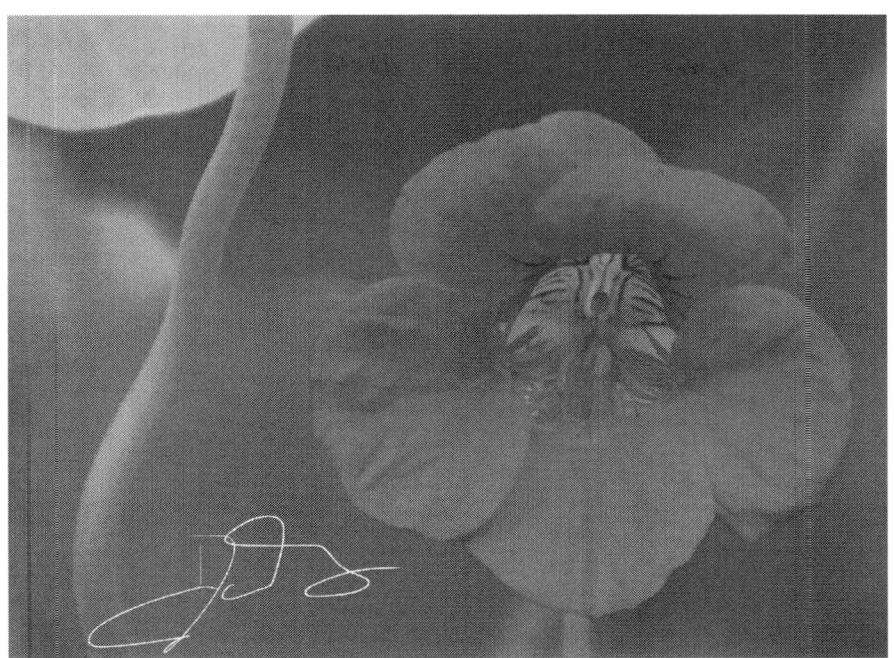

Tropaeolum majus

Kapuzinerkresse: Wehrhaft gegen Krankheitskeime

Arznei-Pflanzenteile: Kraut
Essbare Pflanzenteile: Kraut
Wichtige Inhaltsstoffe: Benzylsenföl, Myrosinase
Wichtige Wirkungen: antibakteriell, fungizid, antiviral
Geschmack: scharf und würzig

„Vielseitig" ist ein Schlagwort, das zu der Kapuzinerkresse (*Tropaeolum majus*) passt: Als Heilpflanze kommt sie als natürliches Antibiotikum zum Einsatz, in der Küche verleihen ihre essbaren Blüten, Blütenknospen (Früchte) und Blätter Salaten, Suppen wie Soßen eine würzige, leicht scharfe Geschmacksnote und im Garten ist die peruanische Kletterpflanze wegen ihrer auffälligen und schönen Blütenpracht beliebt.

Wer die Kapuzinerkresse seit Längerem kennt, wird vermutlich selten beschädigte Pflanzen gesehen haben, die von Insekten angeknabbert wurden. Das liegt an den Inhaltsstoffen der Kapuzinerkresse, die nicht nur Krankheitskeime wie Bakterien, Pilze und Viren ausschalten, sondern auch für Kleinstlebewesen giftig sind. Aus diesem Grund lassen Käfer und Raupen die Pflanze lieber in Ruhe. Für uns Menschen sind diese Inhaltsstoffe hingegen wertvoll, da sie effektiv gegen bakterielle Erkrankungen nützen und die Abheilung von Krankheiten durch Pilze und Viren fördern.

Unterstützung für Menschen mit einem geschwächten Immunsystem

Insbesondere Menschen mit einem geschwächten Immunsystem sind oftmals anfällig für eine Infektion nach der nächsten. Wer beispielsweise von häufigen Harnwegsinfekten wie der Blasenentzündung oder von Erkältungen betroffen ist – oder sich deren Ausheilung als langwierig und schwierig erweist –, dem kann das Kraut der Kapuzinerkresse dabei helfen, gesund zu werden und zu bleiben. Gleiches gilt bei entzündlichen Atemwegsinfekten. Die Kapuzinerkresse ist also dann nützlich, wenn sich Krankheitskeime wie Bakterien in den Harn- oder Atemwegen angesiedelt haben. Die Einnahme der Kapuzinerkresse verursacht keine Resistenzen.

Wandlungsfähige Inhaltsstoffe

Für den medizinischen Nutzen des Kapuzinerkressekrauts sind mehrere Substanzen von Bedeutung. Gemeint sind Senfölverbindungen wie Benzylglucosinolate, Benzylsenföl sowie das Enzym Myrosinase.

Die frische, unbeschädigte Kapuzinerkresse speichert größere Mengen an Benzylglucosinolaten. Benzylglucosinolate haben noch keine Wirkung, sondern sie sind eine Vorstufe des Benzylsenföls.

Wird das Kapuzinerkressekraut geerntet bzw. beschädigt kommt es zur Spaltung der Benzylglucosinolate durch das Enzym Myrosinase, sodass das hochwirksame Benzylsenföl entsteht.

Benzylsenföl tötet Bakterien entweder ab oder es unterbindet lebenswichtige Stoffwechselfunktionen der Erreger. Diese Eigenschaften machen die Kapuzinerkresse zu einem natürlichen Antibiotikum, das bei leichten Infektionen der Harnwege und Atemwege zuverlässig hilft. Außerdem hemmt es die Vermehrung von Viren und verhindert die Virenproduktion in befallenen Zellen.

Kapuzinerkresse als natürliches Antibiotikum bei Blasenentzündung und Atemwegsinfekten

Die Einnahme von Kapuzinerkresse hat einen Vorteil gegenüber vielen herkömmlichen Antibiotika: ihr wirksamer Inhaltsstoff, das Benzylsenföl, wird bereits in den oberen Darmabschnitten ins Blut aufgenommen. Dadurch bleiben die wichtigen Darmbakterien unbeeinträchtigt, sodass die Darmflora weiterhin im Gleichgewicht bleibt und das Immunsystem nicht gestört wird.

Nach der Aufnahme des Benzylsenföls ins Blut, versucht der Körper die Substanz so schnell wie möglich wieder auszuscheiden. Dies geschieht, indem das Benzylsenföl in die Lungen und in die Harnblase transportiert wird. Bei beiden Organen handelt es sich um Ausscheidungsorgane.

Allerdings können weder die Harnblase noch die Lunge das Benzylsenföl von jetzt auf gleich entfernen, weswegen sich der Wirkstoff dort wortwörtlich „anstaut".

Sind in den Atemwegen oder in den Harnwegen Erreger wie Bakterien vorhanden, dann greifen die Benzylsenföle direkt in den Stoffwechsel der Keime ein. Diese sterben in der Folge sofort ab oder ihre Vermehrung wird verringert.

Tipp

Bei ständig wiederkehrenden und hartnäckigen Blasenentzündungen, Erkältungen und Nasennebenhöhlenentzündungen kann es sinnvoll sein, ein Präparat mit Kapuzinerkresse zur Vorbeugung einer wiederkehrenden Infektion oder zur unterstützenden Behandlung einzunehmen. Zusätzlich kann es mit einem Medikament aus der Pflanzengruppe der Adaptogene kombiniert werden. Adaptogene mit Extrakten aus Taigawurzel, Ginseng oder Rosenwurz helfen dann dabei, Körper und Geist zu stärken, sodass der Infekt ein für alle Mal ausheilt.

Scharf gegen Viren

Viren brauchen einen Wirt, um sich vermehren zu können: sie heften sich zunächst an eine Wirtszelle an und dringen dann in sie ein. Indem das Benzylsenföl vermutlich den Aufbau von Virus-Eiweißen in den befallenen Zellen stoppt, kann die Kapuzinerkresse die Vermehrung von Viren behindern.

Info

Die Wirksamkeit der Extrakte aus der Kapuzinerkresse gilt als gut untersucht und ihre Effektivität gegen bakterielle Infektionen der Harnwege und Atemwege als belegt. Dennoch hat die Anwendung auch Grenzen: Das natürliche Antibiotikum hilft zuverlässig bei leichten Beschwerden und kann effektiv zur Vorbeugung wiederkehrender Infekte eingesetzt werden. Bei schweren und akuten Infekten, z. B. Blut im Urin bei Blasenentzündung und Fieber, reicht eine alleinige Behandlung mit der Heilpflanze in der Regel nicht aus. Sie kann dann aber zur Unterstützung der Abheilung zusammen mit einem klassischen Antibiotikum eingenommen werden.

Kapuzinerkresse als Arzneimittel und Lebensmittel

Die Kapuzinerkresse ist Arzneimittel und Lebensmittel in einem. Allerdings bedarf es eine Mindestmenge an wirksamen Inhaltsstoffen, damit keimhemmende Effekte nachweislich eintreten. Sie beträgt bei frischer Kapuzinerkresse täglich 40 g. Aus diesem Grund kann die Kapuzinerkresse auch nicht in Form von Tees eingenommen werden – die Menge an wirksamen Inhaltsstoffen ist für einen medizinischen Effekt unzureichend.

- **Frischpflanze:** Die Tagesdosis für Benzylsenföl beträgt bei Erwachsenen 43,2 g. Sie sollte in 3 Einzeldosen mit je 14,4 mg Benzylsenföl eingenommen werden.

- **Frischpflanzenpresssaft:** Der Saft aus der Kapuzinerkresse sollte von Erwachsenen in 3 Einzeldosen mit täglich 30 g eingenommen werden.

Durch die reizende Wirkung sollten Präparate mit Kapuzinerkresse in medizinisch wirksamen Dosierungen nicht länger als vier bis sechs Wochen am Stück angewendet werden.

Gegen den Verzehr kleiner Mengen als Lebensmittel ist nichts einzuwenden.

Produktauswahl mit Kapuzinerkresse

Produkte mit Kapuzinerkresse erhalten Sie zum Beispiel in Apotheken, Reformhäusern und Drogerien.

Arzneimittel (Kombinationspräparate): Angocin® Anti-Infekt Tabletten

Nahrungsergänzungsmittel: Kapuzinerkresse Tabletten Hirundo Products®, Kapuzinerkresse SeeWald® – Kräuterelixier, Kapuzinerkresse Extrakt Kapseln fairvital®

Nahrungsergänzungsmittel (Kombinationspräparate): Kapuzinerkresse-Meerrettich Kapseln Salus Alpenkraft®, Cynobal ® Kapseln Dreluso-Pharmazeutika

Vorsicht! Extrakte aus Kapuzinerkressekraut können Reizungen der Haut und der Schleimhäute sowie Magen-Darm-Beschwerden wie Bauchschmerzen auslösen. Bei Überdosierungen kann es zudem zu erhöhter Eiweißausscheidung über den Urin und zu Hautausschlägen kommen.

Menschen, die an Magen-Darm-Geschwüren oder Nierenerkrankungen leiden, sollten keine Extrakte aus Kapuzinerkresse anwenden. Auch Säuglinge und Kleinkinder sollten wegen der Senföle nicht mit Kapuzinerkressekraut behandelt werden. Es besteht eine Gegenanzeige.

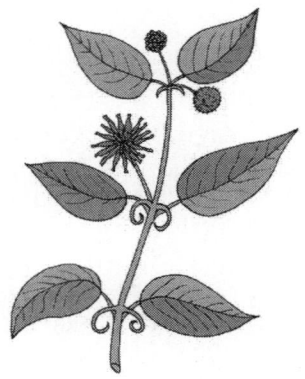

Uncaria tomentosa

Katzenkralle: Hilfe für das Immunsystem bei Gelenkentzündungen

Arznei-Pflanzenteile: Wurzel
Wichtige Inhaltsstoffe: Benzylsenföl, Myrosinase
Wichtige Wirkungen: Alkaloide
Geschmack: sehr bitter

In Peru, dem Herkunftsland der Katzenkralle (*Uncaria tomentosa*), wird die Heilpflanze zur unterstützenden Behandlung von Gehirntumoren, Leukämien und weiteren schweren Erkrankungen eingesetzt. In Europa kommt die Katzenkralle, die auch als Krallendorn bezeichnet wird, bei derart schwerwiegenden Krankheiten aufgrund der dürftigen Studienlagen nicht zum Einsatz. Hinzu kommt, dass die Anwendung der Katzenkralle nicht ganz ungefährlich ist: Für die Eigenanwendung eignet sich die Heilpflanze auf keinen Fall, aber als Fertigarzneimittel kann sie die Zeichen von chronischen Gelenkentzündungen (Arthritis), Rheuma und Magengeschwüren lindern.

Die Wurzelextrakte aus der Katzenkralle beeinflussen das Immunsystem direkt, und zwar in einer Weise, dass dieses gezielt gegen Gelenkentzündungen und Entzündungen des Magens vorgeht.

Gute und schlechte Alkaloide

Die unbehandelte Wurzelrinde der Katzenkrallen speichert zwei Alkaloidgruppen; beide sind von medizinischem Interesse. Dazu gehören bei Arthritis und anderen rheumatischen Erkrankungen zum einen die pentazyklischen Oxindolalkaloide, kurz POA. Die POA sind die erwünschten Alkaloide und für die immunstimulierenden und antientzündlichen Eigenschaften der Katzenkralle verantwortlich. Bei der anderen Alkaloidgruppe handelt es sich um tetrazyklische Oxindolalkaloide, kurz TOA. Die TOA sind unerwünscht, da sie den Blutdruck stark absenken, die Schlagkraft des Herzens und die Herzschlagfrequenz verringern und die Blutgerinnung reduzieren können.

Aufgrund dieser gesundheitsgefährdenden Wirkungen werden die TOA im Herstellungsverfahren von Medikamenten entfernt. Die TOA sind auch der Grund dafür, weswegen die Katzenkralle nicht für die Anwendung als Hausmittel in Frage kommt.

Katzenkrallenwurzel für ein wehrhaftes Immunsystem

Studien am Menschen legten offen, dass die Einnahme von Extrakten aus der Katzenkrallenwurzel das Immunsystem positiv beeinflussen. Genauer heben die POA die Funktionen bestimmter weißer Blutkörperchen an, wie z. B. die der T und BLymphozyten. Zudem steigert der Pflanzenextrakt die phagozytotische Aktivität der Granulozyten, Makrophagen und weiterer Zellen des Immunsystems. Die Immunzellen arbeiten so vereint gegen diejenigen Entzündungsbotenstoffe, die nach und nach die Gelenkinnenhäute und Knorpel zerstören können. Auf lange Sicht gesehen kann der Pflanzenextrakt einen Funktionsverlust der Gelenke entgegenwirken. Er lindert aber auch Gelenkschmerzen und Schmerzen im Allgemeinen. Zudem kann er die Gelenksteifigkeit am Morgen abschwächen. Studien am Menschen ergaben zudem, dass sich die Rheumafaktoren im Blut bessern und das Entzündungsgeschehen insgesamt abgemildert wird.

Katzenkralle als Arzneimittel

Die Katzenkralle ist in Österreich als rezeptpflichtiges Arzneimittel erhältlich. Ein solches Rezept kann auch von einem Arzt aus Deutschland oder der Schweiz ausgestellt werden.

Von Tees mit Katzenkralle und von Nahrungsergänzungsmitteln wird abgeraten, da sie TOA enthalten können.

Produktauswahl mit Katzenkralle

Arzneimittel erhalten Sie zum Beispiel in österreichischen Apotheken.

Arzneimittel: Krallendorn® Kapseln

> **Vorsicht!** Mögliche Nebenwirkungen sind Magen- und Darm-Beschwerden wie Durchfall oder Verstopfung. In hohen Dosierungen kann es zu Herz-Kreislaufbeschwerden kommen. Aufgrund der fehlenden Erfahrungen und der lückenhaften Datenlage sollte auf eine Anwendung während der Schwangerschaft und Stillzeit vorsorglich verzichtet werden.

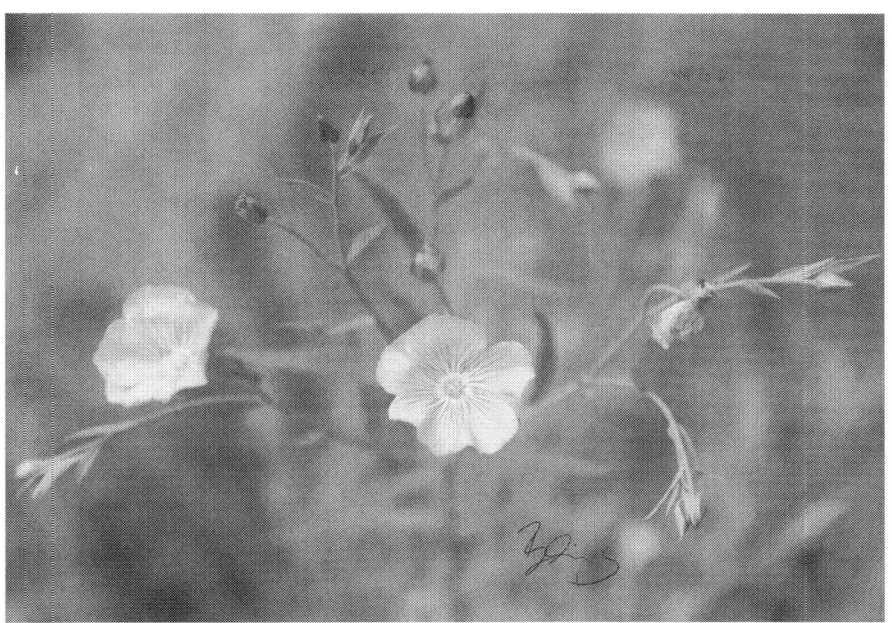

Linum usitatissimum

Lein: Starke Abwehrkräfte durch einen gesunden Darm

Arznei-Pflanzenteile: Samen
Essbare Pflanzenteile: Samen
Wichtige Inhaltsstoffe: Ballaststoffe (Schleimstoffe)
Wichtige Wirkungen: Entzündungsvorbeugung, Entlastung des Immunsystems
Geschmack: nussig und gelartig

Lein, der auch Flachs genannt wird (*Linum usitatissimum*), ist ein wahres Multitalent. Die Kulturpflanze wird daher seit Jahrtausenden von Menschen gebraucht und geschätzt. Denn das zarte Kraut mit der blauen, violetten oder weißen Blüte liefert drei Stoffe in einem: Arzneimittel, Lebensmittel und textile Fasern (Faserflachs). Zudem kann der Lein in der Industrie zur Herstellung von Farben, Lacken, Seifen und Kosmetikartikeln verwendet werden.

Bedeutsam ist sein Einsatz im deutschsprachigen Raum aber vor allem wegen der medizinischen Wirkungen und als qualitativ hochwertiges Lebensmittel. Zu diesen Zwecken werden nach der Blütezeit die Samen des Leins geerntet und weiterverarbeitet. Medizinische Leinsamen haben ein Quellvermögen des Vier- bis Sechsfachen. Zudem unterliegen medizinische Leinsamen strengen Qualitätskontrollen und sind zum Beispiel auf Schadstoffe und Schwermetalle geprüft. Für Leinsamen, die zur Herstellung von Lebensmitteln dienen, liegen weniger strenge Qualitätsregeln vor. Trotzdem sind auch Lebensmittel-Leinsamen in der Regel gesund. Vielmehr kommt es auf den Zweck ihres Gebrauchs an: Wer beispielsweise an Infektanfälligkeit durch ein beeinträchtigtes Mikrobiom und Entzündungen im Darm leidet, der sollte in jedem Fall zu medizinischen Leinsamen greifen. Gleiches gilt bei unregelmäßiger Verdauung, Durchfall und Verstopfung. Erfüllen die Leinsamen hingegen den Zweck als ein gesundes Lebensmittel, sind Lebensmittel-Leinsamen ebenfalls gut geeignet. Aus ihnen wird zudem Leinöl hergestellt, ein Speiseöl, das reich an der pflanzlichen Omega-3-Fettsäure Alpha-Linolensäure ist. Ein weiterer Vorteil der Leinsamen besteht darin, dass sie in Europa angebaut und verarbeitet werden. Lange Transportwege wie etwa bei den ebenfalls gesunden Chia-Samen erübrigen sich dadurch.

Goldene oder braune Körner mit Nährwert

Es gibt goldene und braune Leinsamen, die beide von derselben Pflanzensorte gewonnen werden. Der Unterschied zwischen den beiden Varianten besteht in der Quellfähigkeit: Goldene Leinsamen quellen etwas stärker auf als ihr braunes Pendant.

Beide Varianten sind reich an hochwertigen Nährstoffen wie Ballaststoffen. Sie enthalten große Mengen gesundheitsfördernde Fettsäuren, pflanzliches Protein und Mikronährstoffe wie Kalium, Calcium, Magnesium und Eisen. Für die Darmgesundheit und damit für das Immunsystem sind Leinsamen aber vorrangig wegen ihrer speziellen Ballaststoffe von Bedeutung. Dabei handelt es sich um Schleimstoffe aus komplexen Zuckerverbindungen und Zellulose. Je nach Sorte beträgt der Ballaststoffgehalt von Leinsamen im Schnitt 39 Gramm.

Wissenswert

Die Quellfähigkeit geschroteter Leinsamen ist etwas stärker als die von ganzen Leinsamen. Allerdings ist ihre Haltbarkeit deutlich kürzer als die von ganzen Leinsamen. Der Grund hierfür ist der hohe Anteil mehrfach ungesättigter Fettsäuren. Sie werden schnell ranzig.

Ballaststoffe für die Bildung antientzündlicher Fettsäuren

Während Ballaststoffe im Dünndarm nur zu einem sehr geringen Teil in den Körper aufgenommen (resorbiert) werden können, nutzen die Bakterien insbesondere im Dickdarm die freiwerdenden Schleimstoffe aus den Samen weiter. Dabei zersetzen sie die Schleimstoffe teilweise und verwenden sie als Nahrungsquelle. Als Folge wandeln die Darmbakterien die unverdaulichen Bestandteile der Samen in kurzkettige Fettsäuren um, zum Beispiel in Buttersäure (Butyrat) und Essigsäure. Im nächsten Schritt kann der Darm diese Säuren wahlweise aufnehmen oder selbst als Nährstofflieferant für seine Bakterien nutzen.

Leinsamen entlasten das Immunsystem

Kurzkettige Fettsäuren, allen voran die Buttersäure, ernähren die Schleimhautzellen des Dickdarms. Gleichzeitig fördert die Buttersäure, aber auch andere kurzkettige Fettsäuren die Regeneration der Dickdarmschleimhautzellen. Dadurch wirken die Leinsamen indirekt entzündungshemmend und sie liefern zudem einen gewissen Schutz vor Entzündungen im Darm. Ein weiterer Vorteil der Fettsäuren besteht darin, dass sie eine saure Umgebung im Darm schaffen. Dadurch wird die Vermehrung krankmachender Bakterien eingeschränkt. Leinsamen entlasten das Immunsystem also, indem sie die Bildung eines Milieus im Darm fördern. Dort können die Immunzellen nun unbehindert reifen. Erleichtert wird die Arbeit des

Immunsystems zudem dadurch, dass der Darm besser vor krankmachenden Bakterien und Giftstoffen geschützt ist.

Leinsamen als Arzneimittel und Lebensmittel

In Deutschland sind Leinsamen sowohl als Arzneimittel als auch als Lebensmittel zugelassen. Greifen Sie beim Kauf von Leinsamen zur Unterstützung Ihres Immunsystems bevorzugt zu Arzneimitteln, da diese höhere Qualitätsstandards erfüllen als Lebensmittel. Sie sind für die Behandlung von Beschwerden hergestellt und werden streng auf Verunreinigungen und Schwermetallbelastung überprüft. Die Tagesdosis für Leinsamen beträgt bei Erwachsenen bis zu 45 g. Bis sich eine Wirkung einstellt, können drei bis sieben Tage vergehen.

Produktauswahl mit Leinsamen

Produkte mit Leinsamen erhalten Sie zum Beispiel in Apotheken, Reformhäusern, Drogerien und im Lebensmitteleinzelhandel.

Leinsamen Lebensmittel: Leinsamen goldgelb Aurica®, Leinsamen Bombastus®, Leinsamen Klenk®, Linusit® Magenschutz Kerne

---

Tipp

Leinsamen eignen sich sehr gut zum Genuss mit anderen Lebensmitteln, zum Beispiel in Müsli, auf Suppen, Eintöpfen oder Salaten. Wichtig zu beachten ist, dass Leinsamen in Milch und Milchprodukten schlechter aufquellen als in wässrigen Flüssigkeiten. Durch Milch und Milchprodukte kann die Wirksamkeit der Samen also beeinträchtigt werden.

Vorsicht! Leinsamen müssen mit viel Flüssigkeit eingenommen werden, mindestens im Verhältnis 1:10. Die Samen dürfen nicht bei Darmverschluss, Verengung der Speiseröhre und akuten entzündlichen Darmerkrankungen angewendet werden. In Phasen der Remission (beschwerdefreie Zeit) ist die Einnahme aber erlaubt. Insulinpflichtige Diabetiker müssen möglicherweise die Insulindosis anpassen. Leinsamen können den Blutzuckerspiegel senken. Andere Arzneimittel sollten in einem zeitlichen Abstand von 30–60 Minuten eingenommen werden, da ihre Wirkung sonst durch die Leinsamen vermindert werden kann.

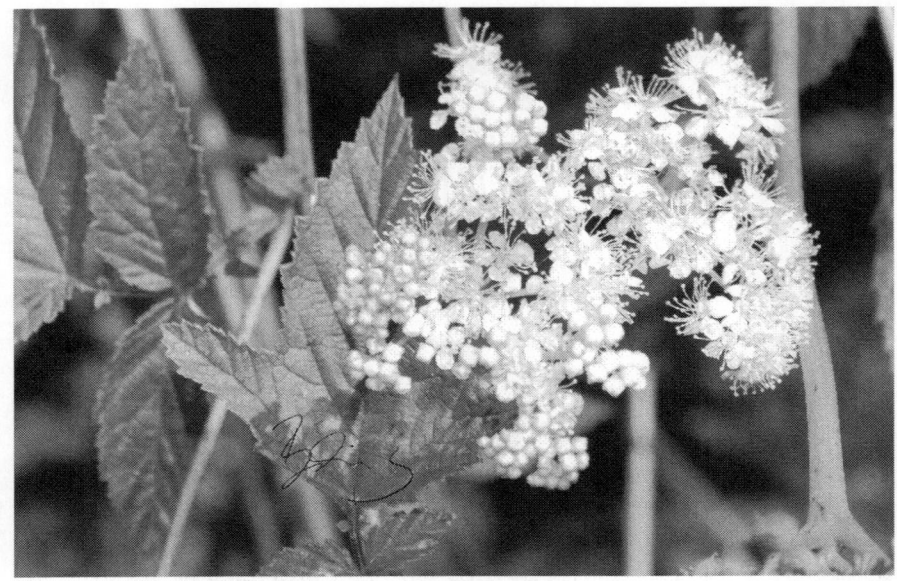

Filipendula ulmaria

Mädesüß: Schmerzstiller mit antientzündlicher Wirkung

Arznei-Pflanzenteile: Blüten oder Kraut
Essbare Pflanzenteile: Blüten
Wichtige Inhaltsstoffe: ätherische Öle wie Salicylaldehyd,
Phenolglykoside
Wichtige Wirkungen: entzündungshemmend, fiebersenkend,
schmerzlindernd
Geschmack: süßlich und herb

Das Mädesüß (*Filipendula ulmaria, Synonym: Spiraea ulmaria*) ist im Sommer überall dort zu finden, wo die Böden feucht und unbelastet sind, auf Feuchtwiesen und an Ufern von Bächen oder Flüssen zum Beispiel. In der Naturheilkunde hat das Mädesüß eine lange Tradition und es trug zur Namensgebung des berühmten Arzneimittels Aspirin (Wirkstoff Acetylsalicylsäure) bei. Das „A" im Aspirin ist die Abkürzung von Acetyl und „spirin" leitet sich von Spirsäure ab. Zum Hintergrund: Das Mädesüß speichert in den Blüten und dem Kraut Substanzen, die im Körper zu Salicylsäure umgebaut werden. Salicylsäure war im 19. Jahrhundert jedoch unter dem Namen Spirsäure bekannt.

Die Extrakte aus dem Mädesüß wirken indirekt und möglicherweise auch direkt auf das Immunsystem. Als traditionelles Arzneimittel ist es anerkannt gegen:

- Erkältungen: Extrakte aus Mädesüßblüten und das Kraut können fiebersenkend, schleimhautabdichtend und antientzündlich wirken.
- Gelenkschmerzen: Durch die entzündungshemmende Wirkung des Mädesüß, kann die Heilpflanze zur Schmerzlinderung beitragen.

Frische Mädesüßblüten sind essbar. Aus ihnen kann man Süßspeisen, Limonaden und Bowlen herstellen.

Wandlungsfähige Inhaltsstoffe

Mädesüßblüten und Mädesüßkraut enthalten verschiedene Phenolglykoside, wie z. B. Monotropitin und Spiraein. Werden die Pflanzenteile getrocknet und anschließend gelagert, dann wandeln sich die Phenolglykoside in ätherische Öle um. Die Menge ätherischer Öle beträgt in den Blüten rund 0,2 %. Im Kraut muss der Anteil ätherischer Öle mindestens 0,1 % betragen, um für medizinische Behandlungen wirksam eingesetzt werden zu können. Mädesüßkraut mit Apothekenqualität erfüllt dieses Qualitätskriterium. Dennoch ist das Kraut schwächer wirksam als die Blüten.

Zu den bedeutsamsten ätherischen Ölen gehören Salicylaldehyd und Salicylsäuremethylester (Methylsalicylat). Sowohl quantitativ und qualitativ ist das Salicylaldehyd das Wichtigste ätherische Öl. Sein Anteil beträgt etwa 75 %. Bedeutsam ist Salicylaldehyd aber vor allem deshalb, da die Substanz ein Vorläufer der schmerzlindernden Salicylsäure ist, die erst im Körper gebildet wird: Genauer gelangt das Salicylaldehyd über den Blutkreislauf in die Leber und wird dort in die schmerzhemmende, antientzündliche und fiebersenkende Salicylsäure umgebaut.

Weitere Inhaltsstoffe, die die Wirkung der Salicylsäure unterstützen sind Gerbstoffe und Flavonoide.

Mädesüßextrakte bremsen Entzündungen und mildern Schmerzen ab

Mädesüßextrakte entlasten das Immunsystem, indem sie entzündliche Vorgänge im Körper abmildern und die Schleimhäute vor ständigen Neubelastungen durch Krankheitskeime schützen – bis zu einem gewissen Grad.

Die Wirksamkeit ist insbesondere auf die Salicylsäure zurückzuführen. Die vom Körper gebildete Substanz bremst die Bildung bestimmter Gewebshormone, zu denen beispielsweise Prostaglandin E2 gehört, kurz PGE2. PGE2 steigert das Entzündungsgeschehen und zusammen mit anderen Entzündungsstoffen den Schmerz und trägt zur Entstehung von Fieber bei. Hinzu kommt, dass die Bildung von PGE2 durch Zellen des Immunsystems (z. B. Makrophagen und Monozyten) angeregt wird, wenn bestimmte körpereigene Signalsubstanzen (Entzündungsmediatoren) eine Entzündung einleiten oder aufrechterhalten. Beispiele für Entzündungsmediatoren sind Histamin, Serotonin und Zytokine.

Damit Prostaglandine wie PGE2 aber überhaupt entstehen können, sind einige Schritte vorgeschaltet, denn sie sind ein Endprodukt, dem verschiedene Prozesse und Substanzen im Körper vorgeschaltet sind.

Eine dieser Substanzen ist ein körpereigenes Enzym, das Cyclooxygenase (COX) heißt. Durch den Einfluss der COX werden Prostaglandine gebildet. Da aber die Salicylsäure die Bildung der COX hemmt, entstehen infolgedessen weniger Prostaglandine.

Dieser Mechanismus liefert zumindest plausible Gründe dafür, weswegen die Extrakte aus dem Mädesüß traditionell erfolgreich gegen Entzündungen, Fieber und Schmerzen angewendet werden. Untersuchungen aus Labor- und Tierversuchen stützen die Annahme. Studien am Menschen stehen allerdings noch aus.

Unterstützung für das Immunsystem

Sowohl die Extrakte aus den Mädesüßblüten als auch aus dem Kraut können das Immunsystem beeinflussen. Labor- und Tierversuche legten offen, dass die Aktivität wachstumsanregender Makrophagen (Fresszellen) angeregt wird. Auf welche Inhaltsstoffe die Wirkungen zurückzuführen ist, konnten die Wissenschaftler in ihrer Studie nicht ermitteln. Studien an Menschen wurden bislang noch nicht durchgeführt.

Mädesüßblüten und Mädesüßkraut als Arzneimittel und Lebensmittel

Extrakte aus dem Mädesüß werden im deutschsprachigen Raum in der Regel zu Arzneizwecken angewendet und sind in Form von Tees und Fertigarzneimitteln erhältlich. Als Lebensmittel spielen die Mädesüßblüten eine eher geringe Rolle.

- **Tee:** Die Tagesdosis für getrocknete Mädesüßblüten beträgt für Erwachsene zwischen 2,56 g und für getrocknetes Mädesüßkraut 2–18 g bei Teezubereitungen.
- **Pulver:** Bei der Einnahme von Mädesüßkraut in Pulverform soll die Einnahmemenge von Erwachsenen 250–1500 mg betragen.

Produktauswahl mit Mädesüß

Produkte mit Mädesüß erhalten Sie in Apotheken, Reformhäusern und in gut sortierten Drogerien.

Tee: Mädesüßblüten Caesar & LoretzÒ, Mädesüßblüten KlenkÒ , Mädesüßblüten Dr. PandalisÒ Bio Tee, Mädesüßkraut geschnitten ApofitÒ Arzneimittelvertrieb

Nahrungsergänzungsmittel: Mädesüß Tropfen AframedÒ Pharmazeutische Präparate, Mädesüßtropfen Hecht Pharma

Vorsicht! Menschen mit einer bekannten Salicylatüberempfindlichkeit dürfen keine Zubereitung aus Mädesüß einnehmen. Es besteht eine Gegenanzeige. Extrakte aus Mädesüß oder Mädesüßpulver sollen vor dem vollendeten 18. Lebensjahr, während der Schwangerschaft und Stillzeit aufgrund fehlender Unbedenklichkeitsuntersuchungen nicht angewendet werden. Sprechen Sie im Zweifelsfall Ihre Ärztin oder Heilpraktikerin an.

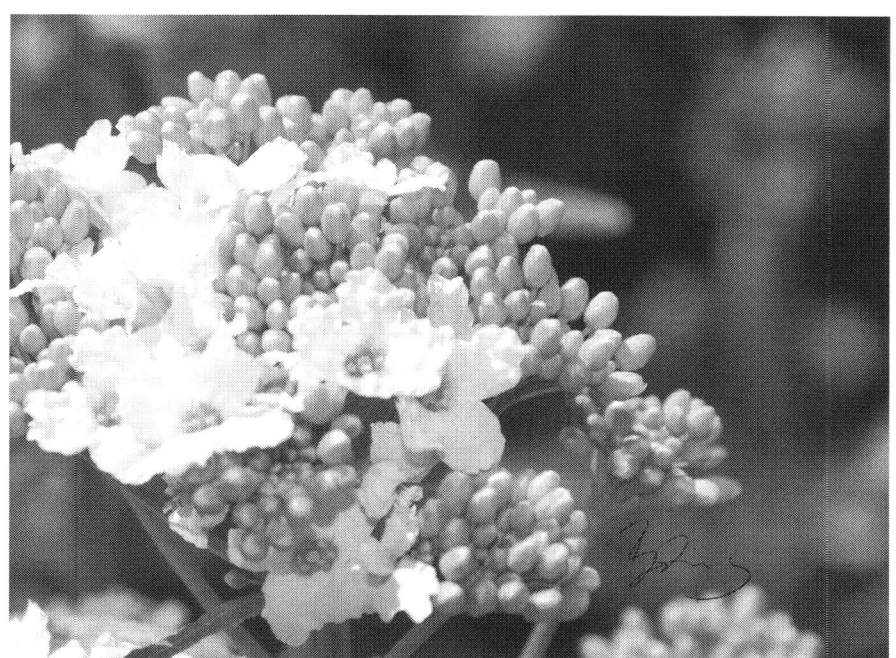

Armoracia rusticana

Meerrettich: natürliches Antibiotikum

Arznei-Pflanzenteile: Wurzel
Essbare Pflanzenteile: Wurzel
Wichtige Inhaltsstoffe: ätherische Öle wie Salicylaldehyd,
Phenolglykoside
Wichtige Wirkungen: entzündungshemmend, fiebersenkend,
schmerzlindernd
Geschmack: scharf

Der Meerrettich (*Armoracia rusticana*) wird seit dem 12. Jahrhundert in Europa angebaut und hat über die Jahrhunderte seine Bedeutung als natürliches Heilmittel gegen bakterielle Infektionen sowie als Lebensmittelpflanze beibehalten: Als „Speisewürze" ist die scharf schmeckende Wurzel eine Bereicherung für die Küche. Aber Vorsicht! Wegen seiner flüchtig-scharfen, durchdringenden und zu Tränen reizenden Inhaltsstoffe, ist es empfehlenswert, die Meerrettichwurzel nicht zu Hause zu „bearbeiten", sondern die Zubereitung der Lebensmittelindustrie zu überlassen.

Andererseits ist der Meerrettich genau wegen dieser „scharfen" Eigenschaften eine effektive Waffe gegen Bakterien.

Eine Vielzahl von medizinischen Wirkungen des Meerrettichs sind wissenschaftlich belegt. Angewendet wird er bei:

- **Blasenentzündungen:** Die Inhaltsstoffe der Meerrettichwurzel fördern die Abheilung leichter bakteriell verursachter Blasenentzündungen. Zudem schützen sie vor einem Blasenentzündungs-Rückfall oder sie unterstützen die Wirksamkeit anderer Antibiotika, die bei stärkeren Formen von Blasenentzündungen notwendig sind.

- **Atemwegsinfekten:** Durch die antibakterielle Wirkung des Meerrettichs kommt die Wurzel bei bakteriell verursachten Entzündungen der Atemwege zum Einsatz, z. B. gegen Entzündungen der Bronchien und der Nasennebenhöhlen.

Scharfe Inhaltsstoffe

Die frische, unbeschädigte Meerrettichwurzel enthält Senfölverbindungen (Glukosinolate), die aber noch keine Wirkung auf den Organismus haben. Die wichtigen Komponenten dieser Senfölverbindungen heißen Sinigrin (83 %) und Glukonasturin (11 %).

Erst wenn die Meerrettichwurzel beschädigt bzw. bearbeitet wird, spaltet sich die Verbindung auf und die biologisch aktiven Substanzen werden freigesetzt.

Außerdem ist das ebenfalls enthaltene Enzym „Myrosinase" von Bedeutung. Die Myrosinase bewirkt, dass sich die Zuckerverbindungen (Glykoside) vom Senföl abspalten, sodass die biologisch wirksamen Inhaltsstoffe Allylsenföl (etwa 90 %) und Phenylethylensenföl entstehen. Ohne Myrosinase wäre die Meerrettichwurzel demnach wirkungslos.

Die Wirksamkeit der Meerrettichwurzel ist am höchsten, wenn sie frisch verarbeitet wird. Getrocknet verflüchtigen sich die Senföle schneller, sodass die Meerrettichwurzel an Wirksamkeit verlieren kann.

Sowohl Allylsenföl als auch Phenylethylensenföl hemmen das Wachstum und die Vermehrung von Bakterien, z. B. von Escherichia coli Bakterien. Diese Eigenschaften machen die Wurzel zu einem natürlichen Antibiotikum, das bei entzündeten Bronchien, Nebenhöhlen und ableitenden Harnwegen hilft.

Weitere Inhaltsstoffe der Meerrettichwurzel sind Kaliumsalze und Vitamin C.

Meerrettichwurzel bei Blasenentzündung und entzündeten Atemwegen

Die biologisch aktiven Inhaltsstoffe der Meerrettichwurzel (Allylsenföl und Phenylethylensenföl) bremsen die Vermehrung verschiedener Bakterien, darunter Escherichia coli, Staphylococcus aureus und Bacillus subtilis.

Bei Einnahme der Extrakte in Form von Medikamenten oder als Lebensmittel, gelangen die wirksamen Inhaltsstoffe in den Dünndarm. Von dort aus gehen sie in die Blutbahn über. Über den Blutkreislauf verteilen sie sich und sammeln sich schließlich konzentriert in den Nieren und den Atemwegen. Bei beiden Organen handelt es sich um Ausscheidungsorgane. Befinden sich etwa in Harnleiter, Harnblase, Harnröhre oder in den Bronchien und Nasennebenhöhlen pathogene Bakterien, greifen die Inhaltsstoffe in deren Stoffwechsel ein und bremsen so deren Vermehrung.

Schutz für das Mikrobiom im Darm

Nach der Einnahme der Meerrettichwurzel vergehen ein bis drei Stunden bis die Bakterien beginnen abzusterben. Dann klingen die ersten Symptome ab.

Die Einnahme der Meerrettichwurzel hat den Vorteil, dass ihre Extrakte bereits in den oberen Abschnitten des Darms in die Blutbahn gelangen und nicht in den

Dickdarm wandern. Dadurch bleibt das Mikrobiom im Dickdarm intakt und die Verdauung im Gleichgewicht.

Andererseits sind die Inhaltsstoffe der Meerrettichwurzel im wahrsten Sinne des Wortes eine scharfe Waffe. Dies gilt insbesondere für ihren Einsatz als frische Wurzel. Die Inhaltsstoffe reizen nicht nur die Tränendrüsen, sondern in Einnahmemengen, die für therapeutische Zwecke erreicht werden sollten (2-mal täglich circa 10 g), auch den Magen.

Aus diesem Grund sollten Personen mit empfindlichem Magen besser auf ein Fertigarzneimittel zurückgreifen.

Achtung

Behalten Sie die Warnsignale Ihres Körpers im Auge. Sollten sich die Beschwerden innerhalb weniger Tage nicht verbessern oder sogar verschlechtern, dann sollten Sie schnellstmöglich einen Arzt konsultieren. Ein Beispiel für eine Verschlechterung der Symptome ist die Ausscheidung von sichtbarem Blut im Urin bei einer Blasenentzündung.

Meerrettichwurzel als Arzneimittel und Lebensmittel

Das Pulver aus der Meerrettichwurzel ist in Deutschland in Kombination mit Kapuzinerkressepulver als Fertigarzneimittel zur Behandlung von Beschwerden akuter entzündlicher Erkrankungen der Bronchien, Nebenhöhlen und ableitenden Harnwege (Harnröhre, Harnleiter, Harnblase) zugelassen. Nach Rücksprache mit der Ärztin oder dem Arzt darf die Heilpflanzenkombination bei Kindern ab dem 6. Lebensjahr eingesetzt werden.

Daneben gibt es verschiedene Nahrungsergänzungsmittel, die Meerrettichpulver enthalten. Auch die Anwendung als Lebensmittel ist möglich.

- **Frische Meerrettichwurzel:** Für Erwachsene wird eine Tagesdosis von etwa 20 g verteilt auf 2 Portionen à 10 g täglich empfohlen.
- **Meerrettichsirup:** Täglich können Erwachsene bis zu 50 g Meerrettich-Honig-Sirup einnehmen, verteilt auf 3 Einzeldosen à 12 ml.

Produktauswahl Meerrettichwurzel

Produkte mit Meerrettich erhalten Sie in Apotheken, Reformhäusern, Drogerien und im Online-Handel.

Fertigarzneimittel (Kombinationspräparat): Angocin® Antiinfekt N Filmtabletten

Nahrungsergänzungsmittel (Kombinationspräparat): Kapuzinerkresse-Meerrettich Kapseln Sanct Bernhard®, Alpenkraft® Kapuzinerkresse Meerrettichkapseln

Vorsicht! Häufig kommt es durch die Einnahme von Meerrettich zu Magen-Darm-Beschwerden wie Bauchschmerzen, Sodbrennen oder Übelkeit. Zudem kann die Heilpflanze allergische Reaktionen und Überempfindlichkeitsreaktionen wie Juckreiz oder Hautausschlag auslösen.

Wer an Magen-Darm-Geschwüren oder Nierenerkrankungen leidet, darf den Wirkstoff nicht anwenden. Kinder im Alter unter sechs Jahren sollten keinen Meerrettich zur therapeutischen Anwendung einnehmen. Es fehlen Untersuchungen, die die Unbedenklichkeit belegen. Schwangere und stillende Frauen sollten Meerrettich nur nach Rücksprache mit der Ärztin oder dem Arzt einnehmen.

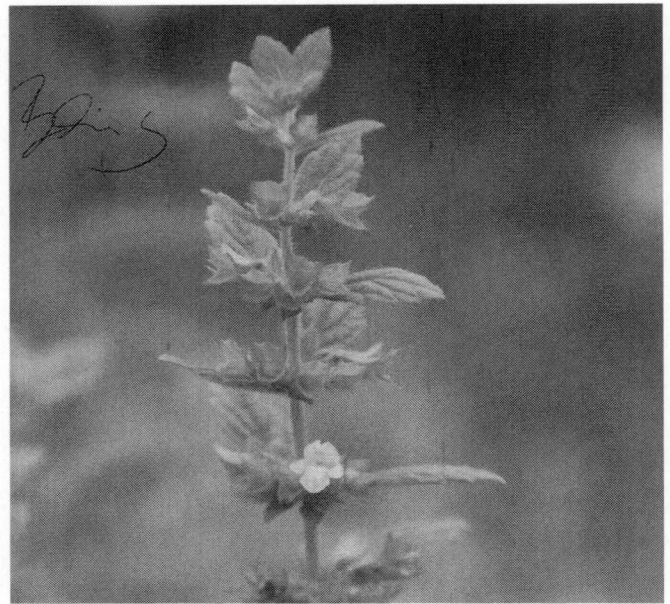

Melissa officinalis

Melisse: Virenhemmer und Entzündungsbremse

Arznei-Pflanzenteile: Blätter
Essbare Pflanzenteile: Blätter und Kraut
Wichtige Inhaltsstoffe: ätherische Öle, Flavonoide, Gerbstoffe
Wichtige Wirkungen: Vorbeugung und Behandlung von
Lippenherpes, Entlastung des Immunsystems
Geschmack: bitter und fruchtig

Mit der Melisse (*Melissa officinalis*) dürften die meisten Menschen in Europa schon einmal in Kontakt getreten sein – sei es bei einem Besuch im Botanischen Garten, dem Genuss eines Kräutertees oder durch die Inhalation der ätherischen Melissenöle während eines Entspannungsbads.

Für das Immunsystem ist die Melisse aus verschiedenen Gründen eine bedeutsame Heilpflanze. Ihre Extrakte entlasten das Immunsystem:

- bei Lippenherpes, genauer: Herpes simplex-Viren 1 (HSV-1), und können vorbeugend vor dem Aufflammen der Virusinfektion, bei den ersten Anzeichen von Lippenherpes und während einer akuten Infektion helfen.
- bei emotionalem Stress und Schlafbeschwerden, die die Entstehung stiller Entzündungen begünstigen können.

Zudem wird die Melisse zur Linderung von leichten Verdauungsbeschwerden wie Bauchkrämpfe und Blähungen medizinisch angewendet.

Frische Melissenblätter sind essbar. Aus ihnen werden zudem die gesundheitsfördernden Extrakte gewonnen.

Cocktail aus ätherischen Ölen, Gerbstoffen und Flavonoiden

Die Extrakte aus den Melissenblättern sind ein Beispiel dafür, dass bestimmte Wirkungen wie die gegen Lippenherpes und mentalen Stress nur durch ein komplexes Zusammenwirken von Inhaltsstoffen zustande kommt. Selbstverständlich aber gibt es auf Melissenblättern sogenannte Leitsubstanzen, also Substanzen, die für einen gesundheitlichen Effekt unverzichtbar sind. Dazu gehören beispielsweise ätherische Öle.

Medizinische Melissenblätter müssen mindestens 0,05 % ätherisches Öl aufweisen, können aber bis zu 8 % enthalten. Ungefähr die Hälfte der ätherischen Öle entfällt auf Citral. Weitere 8–10 % macht das flüchtige Öl namens Citronellal aus. Beide ätherische Öle verursachen den typischen zitronenartigen Duft, der beim Zerreiben der Melissenblätter freigesetzt wird. Darüber hinaus speichern die Blätter weitere ätherische Öle, wie zum Beispiel Linalool.

Für die medizinischen Eigenschaften sind aber noch weitere Inhaltsstoffe der Melissenblätter von Bedeutung. Zu ihren wichtigsten Vertretern gehören Gerbstoffe vom Rosmarinsäure-Typ, Phenolcarbonsäuren, Triterpensäuren und Flavonoide.

Tipp

Es gibt noch andere Heilpflanzen, die bei Lippenherpes helfen können. Bewährt hat sich eine Kombination aus den Extrakten von Salbeiblättern und Rhabarberwurzel. Sie können eine Alternative zu Melissenextrakten darstellen, etwa bei Allergien gegen das Kraut.

Melissenextrakte bremsen Herpes-Viren

Melissenextrakte schützen vor dem Ausbruch von Lippenherpes und tragen bei einer akuten Infektion dazu bei, dass die Symptome schnell wieder abklingen und die kribbelnden, schmerzhaften Hautbläschen so abheilen.

Die Wirkung des Melissenextrakts beruht auf dem Zusammenwirken der verschiedenen Substanzen. Er blockiert die Andockstellen (Rezeptoren) auf den Hautzellen bzw. Schleimhautzellen. Dadurch kann der Herpesvirus weder in die Zelle eindringen noch kann er sich ausbreiten. Die Extrakte liefern also schnelle Hilfe bei den ersten Zeichen einer Lippenherpes-Infektion. Sie lassen aber auch die Zeichen einer akuten Herpesinfektion schneller abklingen und verursachen – anders als viele synthetische Arzneimittel – keinen Gewöhnungseffekt. Eingesetzt wird der frische Saft aus den Melissenblättern oder ein Fertigarzneimittel.

Wissenswert

Starke Abwehrkräfte tragen zur Vorbeugung von akuten Herpesinfektionen bei. Flammen die Bläschen besonders häufig zusammen mit einer Erkältung oder einer Entzündung auf, können Immunmodulatoren wie der Purpursonnenhut oder Adaptogene wie die Taigawurzel zusätzliche Unterstützung liefern und parallel mit der Melisse angewendet werden. Aber auch Entspannung und ein guter Schlaf entlastet das Immunsystem. Wer viel Stress hat, sich wenig bewegt, raucht und stark übergewichtig ist, hat zudem ein erhöhtes Risiko für stille Entzündungen im Körper. Zwar haben Melissenblätter keinen Einfluss auf den Lebensstil, sie können aber dazu beitragen, dass Stresssymptome und Schlafschwierigkeiten abgemildert werden. Dadurch leisten sie einen Beitrag gegen stille Entzündungen und für eine gute Gesundheit und starke Abwehrkräfte.

Melissenblätter bremsen Stresssymptome und fördern die geistige Leistung

Melissenextrakte entlasten das Immunsystem und können stillen Entzündungen bis zu einem gewissen Grad entgegenwirken, da sie mentalen Stress abmildern und die Schlafqualität erhöhen können: Beide Faktoren tragen zur Ausschüttung von Signalstoffen wie Cortisol und Adrenalin bei, die das Immunsystem auf die Dauer schwächen und die Entstehung stiller Entzündungen begünstigen.

Welche Wirkmechanismen allerdings dazu beitragen, dass die Inhaltsstoffe der Melissenblätter entspannungsfördernd wirken und das Ein- und Durchschlafen erleichtern ist bislang noch nicht ganz klar. Labor- und Tierversuche deuten darauf hin, dass die Extrakte zwei Botenstoffe beeinflussen, die Gamma-Aminobuttersäure und Acetylcholin.

- Gamma-Aminobuttersäure (GABA) ist eine Signalsubstanz (Neurotransmitter), der für die Aktivität der Nervenzellen im Gehirn unerlässlich ist. Melissenblätterextrakte hemmen vermutlich den Abbau der GABA. Dadurch werden Stresssignale wie Angst und Unruhe in den Verarbeitungszentren des Gehirns abgemildert. Als Folge fühlt man sich ruhiger, entspannter und schläft besser ein und durch.

- Acetylcholin (ACh) ist wie GABA ein Neurotransmitter und fördert die Konzentrationsfähigkeit sowie andere kognitive Leistungen. Ist das Gehirn ausreichend mit ACh versorgt, fallen das Lernen und die Gedächtnisbildung leichter.

Außerdem ist es wichtig zu wissen, dass die Effekte durch die Melissenextrakte nicht von jetzt auf gleich eintreten. Es können Tage bis Wochen vergehen, bis Sie einen Unterschied spüren. Um eine Wirkung zu erzielen, sollten die Extrakte in jedem Fall täglich, regelmäßig und in ausreichend hoher Dosis eingenommen werden.

Melissenextrakte machen zudem weder müde noch verursachen sie eine Abhängigkeit. Auch können sie jederzeit wieder abgesetzt werden.

Melissenblätter als Arzneimittel und Lebensmittel

Melissenextrakte zur Behandlung von Lippenherpes sind in Deutschland als Fertigarzneimittel zugelassen. Sie können den Extrakt aus den frischen Blättern testweise aber auch in Eigenregie anwenden. Ein Rezept finden Sie im dritten Teil dieses Buches.

Getrocknete Melissenblätter für die Zubereitung von Tees sind in Deutschland als Arzneimittel und als Lebensmittel zugelassen. Greifen Sie beim Kauf von Melissenblättern bei Unruhe und Schlafbeschwerden zu einem Tee, der den Aufdruck „Arzneiqualität" oder „Apothekenqualität" erfüllt. Diese Tees dienen ausdrücklich der Beschwerdelinderung. Andere Melissentees müssen diesen Zweck nicht erfüllen, da sie ein Lebensmittel darstellen und keine medizinischen Wirkungen haben müssen.

- **Tee:** Die Tagesdosis für getrocknete Melissenblätter beträgt ab dem 12. Lebensjahr zwischen 1,5–4,5 g.

Produktauswahl Melissenblättern

Produkte mit Melissenblättern gegen Lippenherpes erhalten Sie ausschließlich in Apotheken. Andere Produkte können Sie zum Beispiel in Apotheken, Reformhäusern, Drogerien und im Lebensmitteleinzelhandel kaufen.

Tee: Bombastus® Melissenblätter, H&S® Melissenblätter, Melissenblätter Caelo®, Melissenblätter Klenk®, Sidroga® Melissenblätter,

Teemischung: Bad Heilbrunner® Schlaf- und Nerventee

Fertigarzneimittel: LomaHerpan® Creme, LomaProtect®Lippenpflegestift

Fertigarzneimittel (Kombinationspräparat): Euvegal® 320/160m g Filmtabletten, Vivinox® Day Beruhigungsdragees

> **Vorsicht!** Tees und Tropfen mit Melissenblättern sollten während der Schwangerschaft und Stillzeit aufgrund fehlender Unbedenklichkeitsuntersuchungen nicht angewendet werden. Sprechen Sie im Zweifelsfall Ihre Ärztin oder Heilpraktikerin an.

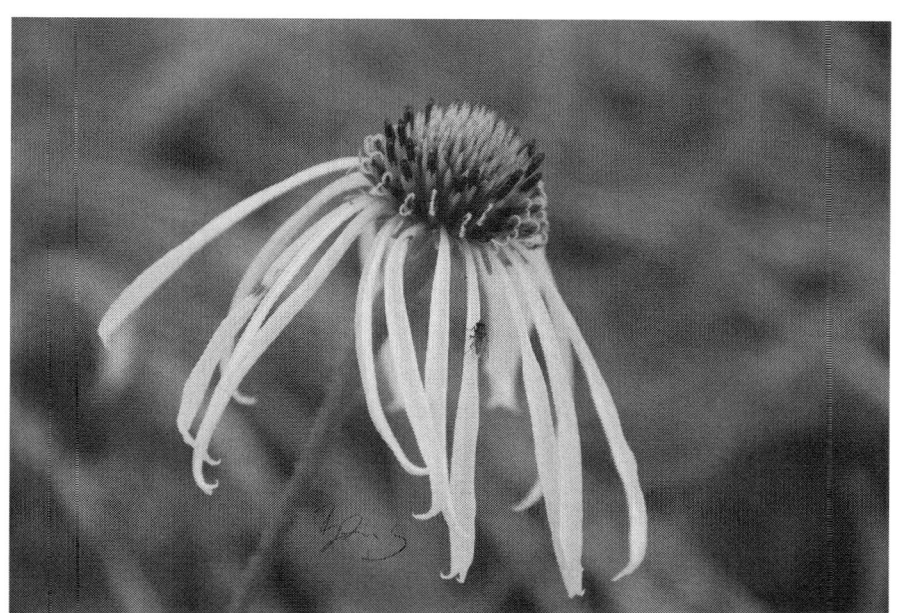

Echinacea pallida

Prärie-Igelkopf: Pflanzenkraft für ein wehrhaftes Immunsystem

Arznei-Pflanzenteile: Wurzel
Wichtige Inhaltsstoffe: Polysaccharide, Alkamide, Echinacoside &
ätherische Öle
Wichtige Wirkungen: Stimulation der Abwehrkräfte,
antibakteriell, wundheilungsfördernd
Geschmack: bitter

Der Prärie-Igelkopf (*Echinacea pallida*) stammt ursprünglich aus Nordamerika und ist auch unter der Bezeichnung „Blassfarbener Sonnenhut" bekannt. Seine Wirkungen auf das Immunsystem wurde seit den 1970er-Jahren in mehreren Hundert Studien geprüft und bestätigt.

Die Extrakte aus der Wurzel des Prärie-Igelkopfs wirken direkt auf das Immunsystem und eignen sich zur Vorbeugung und Behandlung verschiedener Infektionen.

- **Vorbeugung:** Die Anwendung der Heilpflanze wird zur Stärkung der Abwehrkräfte im Allgemeinen empfohlen. Auch zur Prophylaxe von wiederkehrenden Infekten der ableitenden Harnwege (Harnblase, Harnröhre, Harnleiter) und der oberen Atemwege (z. B. Nasennebenhöhlenentzündung, Kehlkopfentzündung, Schnupfen (Entzündung der Nasenschleimhaut)) wird ihr Einsatz befürwortet.
- **Behandlung:** Zur unterstützenden Therapie von Erkältungen werden die Wurzelextrakte des Prärie-Igelkopfs weltweit empfohlen.

Symbiotisches Inhaltsstoffgemisch

Die Wirksamkeit des Prärie-Igelkopfs wird durch das Zusammenwirken mehrerer Inhaltsstoffgruppen ausgelöst. Sie setzen sich aus Polysacchariden (Zuckerverbindungen), Alkamide, Echinacoside und Kaffeesäurederivate zusammen. Je nach Dosierung aktivieren die Inhaltsstoffe die erste Immunantwort gegenüber unbekannten Krankheitskeimen (unspezifische Abwehr) oder die erworbenen Abwehrkräfte (spezifische Abwehr).

Anregung des Abwehrsystems

Bestimmte Inhaltsstoffe aus der Wurzel des Prärie-Igelkopfs regen die Bildung von Immunzellen an, die für eine schnelle und effektive Abwehr von Krankheitserregern von herausragender Bedeutung ist – dies ergaben Studien am Menschen.

Genauer handelt es sich bei den Abwehrzellen um Granulozyten und die Makrophagen. Beide Zellarten gehören zum unspezifischen Immunsystem. Sie umfließen unbekannte Erreger, wie beispielsweise Bakterien, und fressen sie regelrecht auf. Aus diesem Grund werden sie auch als Fresszellen bezeichnet. Im Gegensatz zu den Granulozyten präsentieren die Makrophagen Bruchstücke von dem „verdauten" Erreger auf ihrer Oberfläche. Dadurch locken sie andere Immunzellen an, die zur spezifischen Abwehr gehören, wie zum Beispiel BLymphozyten, und die aus diesen Bruchstücken Antikörper produzieren und so die Immunität gegenüber bekannten Erregern erzeugen.

Unterschiedliche Dosierung führt zu verschiedenen Wirkungen

In Dosierungen von bis zu 0,9 g pro Tag wird der Prärie-Igelkopf zur unterstützenden Behandlung von Erkältungen eingesetzt. Die Krankheitsdauer kann sich dadurch verkürzen, wie sich in Studien am Menschen zeigte. Dabei sollte beachtet werden, dass durch die Anregung des Immunsystems die Körpertemperatur leicht ansteigen kann. Dieser Effekt ist eine normale Reaktion und ein Zeichen dafür, dass sich die Immunzellen gegen die Erreger wehren. Der Anstieg der Körpertemperatur ist zudem ein Signal dafür, dass der Körper Ruhe und viel Schlaf benötigt, dann kann das Immunsystem seine Arbeit schneller verrichten und man wird schneller wieder gesund.

Setzt man die Dosierung des Prärie-Igelkopfs hingegen auf unter 0,9 g herab, werden vermehrt TLymphozyten und Zytokine gebildet.

TLymphozyten wehren bereits bekannte Krankheitserreger ab. Zytokine sind Signalstoffe, die andere Zellen anweisen, Eiweiße zu bilden, die den Körper widerstandsfähiger gegen virale Infektionen machen.

Entzündungshemmer aus dem Pflanzenreich

Neben den immunmodulierenden Eigenschaften des Prärie-Igelkopfs wirkt die Heilpflanze zudem antiviral, antioxidativ und entzündungshemmend.

Unter Laborbedingungen hemmen die Inhaltsstoffe der Wurzel das Eindringen von Viren in die Zellen. Außerdem bremsen sie die Bildung körpereigener Enzyme, die für die Bildung von Entzündungs- und Schmerzbotenstoffen benötigt werden. Fehlen diese Enzyme, werden also weniger Botenstoffe gebildet, die eine Entzündung auslösen. Dadurch entlastet der Prärie-Igelkopf das Immunsystem zusätzlich.

Prärie-Igelkopf als Arzneimittel

Die Extrakte aus dem Prärie-Igelkopf sind in Deutschland als traditionelles Arzneimittel erhältlich. Tees, Presssäfte oder Tinkturen sind derzeit (November 2020) nicht erhältlich.

- **Arzneimittel:** Arzneimittel mit dem Prärie-Igelkopf dürfen bei Kindern ab dem 12. Lebensjahr angewendet werden. Der Einsatz und die Höhe der Dosierung sollte aber vorab mit der behandelnden Ärztin oder einer Heilpraktikerin besprochen werden.

> **Hinweis**
>
> Präparate aus dem Prärie-Igelkopf sollten generell nicht länger als zwei Wochen am Stück angewendet werden. Danach wird eine Einnahmepause von zwei Wochen empfohlen. Der Grund hierfür ist, dass sich die Wirkungen der Heilpflanzen bei längerfristiger Anwendung ins Gegenteil umkehren können. Sie würden dann das Immunsystem unterdrücken.

Produktauswahl Prärie-Igelkopf

Produkte mit dem Prärie-Igelkopf erhalten Sie in Apotheken.

Fertigarzneimittel: aar vir® Dragees

Fertigarzneimittel: Esberitox® Tabletten, Esberitox® compact Tabletten

> **Vorsicht!** Menschen mit Autoimmunerkrankungen, fortlaufenden Systemerkrankungen, wie Leukosen, Kollagenosen, Multiple Sklerose und Tuberkulose, sowie bei Immunerkrankungen wie AIDS und HIV-Infektion oder anderen Erkrankungen, die die weißen Blutkörperchen betreffen, dürfen keine Extrakte aus dem Prärie-Igelkopf einnehmen. Gleiches gilt bei Allergien gegenüber Korbblütlern. Während der Schwangerschaft und der Stillzeit wird keine Einnahme empfohlen, da Untersuchungen fehlen, die eine Unbedenklichkeit belegen.

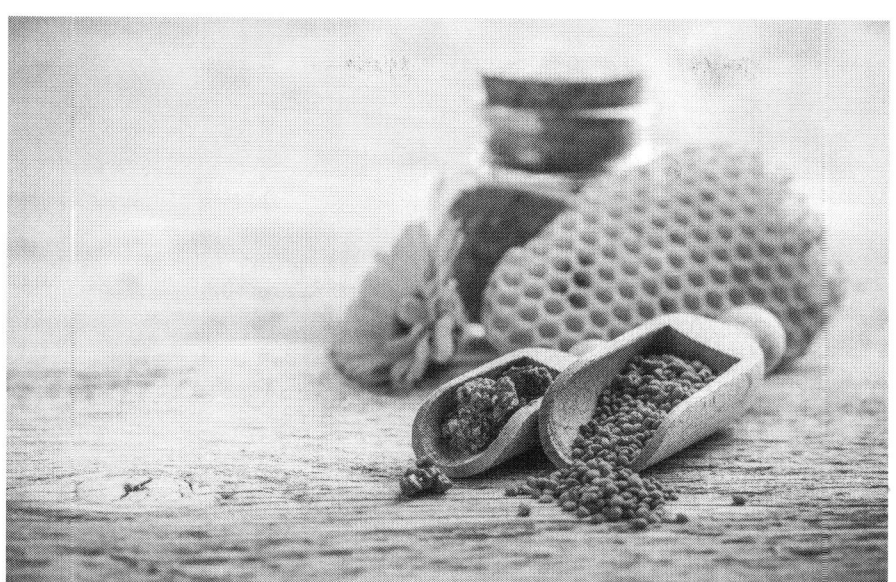

Apis mellifera

Propolis: Bienenprodukt für starke Abwehrkräfte

Arznei-Wirkstoff: Kittharz
Wichtige Inhaltsstoffe: Polyphenole, Flavonoide, ätherische Öle
Wichtige Wirkungen: immunstimulierend, entzündungshemmend,
hemmend auf das Wachstum von Bakterien, Pilzen und Viren
Geschmack: bitter und scharf

Propolis (*Apis mellifera*) ist keine Heilpflanze, sondern ein Honigbienen-Neben-produkt und ein Kittharz. Durch seine herausragenden Wirkungen auf das Immunsystem und die Gesundheit im Allgemeinen, soll die tierische Substanz dennoch näher beleuchtet werden.

Nicht nur Menschen bauen Wehranlagen, sondern auch Bienen. Ihr Kittharz (Propolis) dient als Verteidigungs- und Sicherungsmittel gegen ihre Feinde. Es wird aber auch als Schutz vor Infektionskrankheiten gebildet. Da Bienen auf engstem Raum miteinander leben, kann eine Infektion im schlimmsten Falle das ganze Volk auslöschen. Ein Bienenstock beherbergt bis zu 80.000 Bewohner. Propolis schützt die Bienen vor Erkrankungen und dient zusätzlich als Schutz vor Hitze, Kälte, Feuchtigkeit und möglichen Angreifern. Deshalb nutzen es die Bienen auch zum Verengen des Einfluglochs in den Stock. Gelangt dennoch eine Maus in die Wehranlage, wird sie von den Bienen getötet und anschließend mit einer Schicht aus Propolis bedeckt. Diese Maßnahme schützt das Bienenvolk vor der Ausbreitung von Infektionen und wird vorrangig dann angewendet, wenn das Tier zu groß ist, um es aus dem Bienenstock zu entfernen.

Wissenswert

Propolis wird während der gesamten Flugsaison der Bienen hergestellt und die Harze werden bevorzugt in den Nachmittagsstunden gesammelt, da es durch die Sonneneinstrahlung relativ weich ist. Unter günstigen Bedingungen kann eine einzelne Biene pro Flug ungefähr 10 mg Propolis in den Bienenstock einbringen, was sich pro Bienenvolk und Jahr insgesamt auf 100 g summiert.

Fällt die Temperatur hingegen unter 20 °C finden keine Propolis-Flüge statt.

Wichtig ist außerdem zu wissen, dass die Zusammensetzung von Propolis je nach geographischer Herkunft und botanischem Ausgangsmaterial in seiner Zusammensetzung variieren kann.

Auch beim Menschen übt Propolis zahlreiche Wirkungen auf das Immunsystem und die Gesundheit im Allgemeinen aus. Zu seinem Anwendungsspektrum gehören beispielsweise:

- Steigerung der Abwehrkräfte
- Unterstützung bei Atemwegserkrankungen, wie z. B. Schnupfen, Halsschmerzen
- Anwendung bei Haut- und Schleimhauterkrankungen, z. B. bei Lippen- und Genitalherpes (Herpes simplex), Acne vulgaris, Hautpilzerkrankungen, Furunkeln, Karbunkeln

Komplexes Inhaltsstoffgemisch mit zahlreichen Wirkungen

Propolis enthält ein komplexes Gemisch verschiedener Inhaltsstoffe und wirkt als Gesamtextrakt. Zwar ist die Wirkung des Kittharzes hauptsächlich auf die enthaltenen Bioflavonoide zurückzuführen. Ohne die Unterstützung der anderen Stoffe (Pflanzenharze, Wachs, Pollen, ätherische Öle und Bienenspeichel), würde das Propolis seine volle Wirkung aber vermutlich nicht entfalten.

Auch konnten verschiedenen Inhaltsstoffen spezifische Eigenschaften zugeordnet werden.

Beispielsweise zeigen die Komponenten Pinocembrin, Galangin sowie Kaffeesäureester im Labor antibakterielle Wirkungen und können möglicherweise bei bestimmten Pilzerkrankungen helfen.

Das enthaltene Acacetin wirkt Laboruntersuchungen zufolge sowohl entzündungshemmend als auch leberschützend.

Unterstützung für das spezifische Immunsystem

Propolis aktiviert das spezifische Immunsystem indem es die Vermehrung von B und TLymphozyten ankurbelt (s. Kapitel: „Erworbene Immunität"). Untersuchungen im Labor und bei Tieren legten offen, dass der Wirkstoff zur Produktion von Antikörpern (Eiweißstoffe gegen Krankheitskeime) beiträgt. Dadurch ist eine schnellere Genesung bei Infektionen denkbar.

Außerdem beschleunigt das Bienenprodukt die schnelle Immunantwort durch sogenannte IgM-Titer (Antikörpermoleküle), deren Bildung bei Infektionen erhöht sein können. So wird die Bildung von Antikörpern weiter vorangetrieben.

Hat eine Zelle des Immunsystems ein Antigen erkannt, folgen weitere Schritte. Ein Antigen ist ein Stoff, der vom Immunsystem als fremd erkannt wird und an Antikörper gebunden wird.

Beim Verarbeiten der Antigene setzt die Immunzelle Signalstoffe frei, sogenannte Zytokine. Dadurch werden weitere TLymphozyten aktiviert. In der Folge können die TLymphozyten wieder andere Abwehrzellen aktivieren und stärken somit die Immunreaktion bis die Infektion ausgestanden ist.

Ob Propolis diese Wirkungen auch im Menschen entfaltet, muss aber noch wissenschaftlich geprüft werden. In der Erfahrungsmedizin wird das Naturprodukt hingegen schon seit Jahrtausenden zur Behandlung von Infektionen mit Symptomen wie Halsschmerzen, Schnupfen sowie bei Hautentzündungen eingesetzt.

Wissenswert

In dem Übersichtsartikel von Sforcin J.M. (2007) wurde das Potenzial von Propolis auf das Immunsystem aufgearbeitet. Im Tierversuch zeigte sich, dass das Kittharz die Aktivität von natürlichen Killerzellen steigert. Der Autor spekuliert, dass Propolis dadurch Anti-Tumor-Eigenschaften entwickelt und spricht sich daher für Untersuchungen am Menschen aus, die diese Eigenschaften belegen oder widerlegen.

Propolis als Arzneimittel und Nahrungsergänzungsmittel

In Deutschland ist Propolis als Arzneimittel zur unterstützenden Behandlung von leichten Schleimhautreizungen im Mund- und Rachenbereich zugelassen. Zusätzlich sind Präparate als homöopathische Arzneimittel und als Nahrungsergänzungsmittel erhältlich. Bei homöopathischen Arzneimitteln kann der Einsatz einer Urtinktur wirksam sein. Eine Urtinktur entspricht herkömmlichen und unverdünnten Tropfen.

Arzneimittel mit Propolis dürfen bei Kindern ab dem 12. Lebensjahr angewendet werden. Der Einsatz und die Höhe der Dosierung sollte aber vorab mit der behandelnden Ärztin, dem Arzt oder Heilpraktiker*in besprochen werden.

- **Propolis:** Für Erwachsene wird eine Tagesdosis von 3–6 g verteilt auf 3 Portionen vor den Mahlzeiten empfohlen. Das Propolisstück kann gekaut werden.

Produktauswahl Propolis

Produkte mit Propolis erhalten Sie in Apotheken, Reformhäusern, Drogerien und im Internethandel.

Fertigarzneimittel: Zirkulin® Propolis Halstabletten

Nahrungsergänzungsmittel: Hoyer® Bio Propolis Extrakt Tropfen, beeprop Tinktur aus Bienenpropolis, Beegut® Bio Propolis Kapseln

Propolis (roh): Naturherz® Propolis Bio rohe & naturbelassene Stücke, Beegut® Bio Propolis Pulver, Dr. Kappl® Propolis Immun

Vorsicht! Allergische Reaktionen durch Propolis und Kontaktallergien mit Produkten aus Propolis sind möglich. Betroffen hiervon können Menschen mit einer bekannten Allergie gegen Bienen- oder Wespenstiche sein. Eine Kontaktallergie zeigt sich z. B. durch juckenden Hautausschlag, Hautrötungen und Schwellungen.

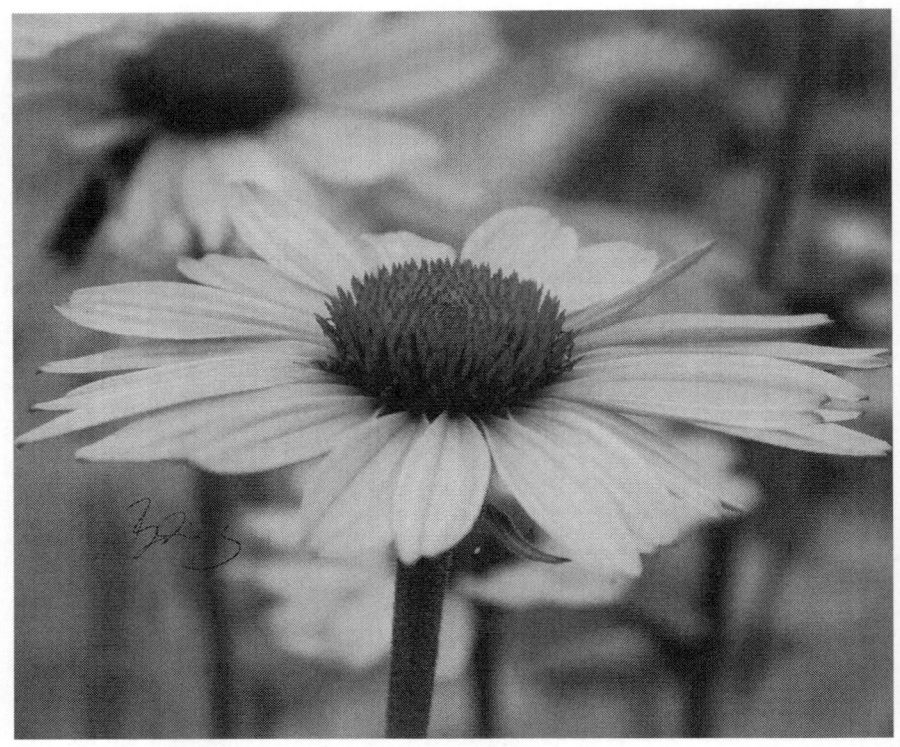

Echinacea purpurea

Purpursonnenhut:
Infekte abwehren

Arznei-Pflanzenteile: Kraut (Wurzel)
Wichtige Inhaltsstoffe: Polysaccharide, Flavonoide, Alkamide
Wichtige Wirkungen: Stimulation der unspezifischen
Abwehrkräfte, Steigerung der Anzahl der Abwehrzellen
Geschmack: bitter

Der Purpursonnenhut (*Echinacea purpurea*) ist eine nordamerikanische Heilpflanze und wird von den nordamerikanischen Ureinwohnern schon lange gegen die Symptome von Erkältungen und Schnupfen angewendet. Inzwischen ist der Purpursonnenhut überall in Europa eingebürgert und eine beliebte und insektenfreundliche Gartenpflanze. Die Inhaltsstoffe aus seinem Kraut wirken direkt auf das Immunsystem, indem sie die Bildung von Abwehrzellen stimulieren. Richtig dosiert, ist der Extrakt gut verträglich, zumal dieser vornehmlich regulierend auf das Immunsystem wirkt und nicht so sehr die bloßen Symptome beeinflusst.

Menschen, die unter ständig wiederkehrenden Infekten leiden, können daher vom Purpursonnenhut profitieren. Gemeint sind beispielsweise ständig wieder aufflammende Blasenentzündungen, Erkältungen und Schnupfen.

Aber auch bei akuten Infekten kann der Purpursonnenhut helfen: Für die Vorbeugung und Behandlung von Erkältungen ist die Heilpflanze ein allgemein medizinisch anerkanntes Medikament.

Wissenswert

Es gibt verschiedene Sonnenhutarten, die medizinisch eingesetzt werden. Ihre Wirkungsweisen ähneln einander, sind aber nicht identisch. Der Purpursonnenhut (*Echinacea purpurea*) hat zwei medizinische Wirkstoffe: das Kraut und die Wurzel. Im Gegensatz zum Kraut ist die Wurzel der Heilpflanze als traditionelles Arzneimittel eingestuft. Das Gleiche gilt auch für die anderen beiden Sonnenhutarten, dem schmalblättrigen Sonnenhut (*Echinacea angustifolia*) und den Prärie-Igelkopf (*Echinacea pallida*), deren Wurzelextrakte traditionell zur unterstützenden Behandlung von Erkältungen eingesetzt werden. Seiner speziellen Wirkungen wegen wird der Prärie-Igelkopf weiter vorne im Buch ebenfalls in einem eigenen Pflanzenportrait genauer vorgestellt.

Inhaltsstoffgemisch mit stimulierender Wirkung auf die Abwehrkräfte

Für die Wirksamkeit des Purpursonnenhutkrauts ist das Zusammenwirken mehrerer Inhaltsstoffgruppen zuständig. Sie üben ihre Effekte auf die Abwehrkräfte gemeinschaftlich aus. Setzt man hingegen einzelne Inhaltsstoffe isoliert ein, wirkt der Heilpflanzenextrakt nicht. Zu den wichtigsten Komponenten gehören Kaffeesäurederivate mit dem wichtigen Inhaltsstoff Chichoriensäure. Zudem enthält das Kraut verschiedene Zuckerverbindungen (Polysaccharide), Alkamide, Polyalkane, Polyalkyne und ätherische Öle. Würden die Inhaltsstoffe isoliert werden, hätten sie nicht mehr denselben Effekt und verlören ihre Wirksamkeit.

Aktivierung des ersten Schutzschildes gegen Infekte

Bei einem akuten Infekt bewirken die Extrakte aus dem Purpursonnenhutkraut eine Aktivierung der unspezifischen Abwehr. Das hat zur Folge, dass die erste Reaktion des Abwehrsystems für eindringende Erreger gesteigert wird. Diese Wirkung spürt man sogar oftmals körperlich, indem die Körpertemperatur ansteigt, und ist darauf zurückzuführen, dass der Organismus durch die Extrakte mehr weiße Blutkörperchen bildet, genauer Granulozyten. Der Anstieg der Körpertemperatur braucht aber nicht Anlass zur Sorge sein – im Gegenteil: Er ist ein Zeichen dafür, dass sich der Körper gegen die Erreger wehrt. Es ist aber auch ein Zeichen dafür, dass der Körper Ruhe braucht, damit die Abwehrzellen ihre Aufgaben erfüllen können. In der Folge erholt man sich schneller.

Die Inhaltsstoffe des Purpursonnenhutkrauts tragen aber auch zur Vorbeugung von Erkältungen bei. Das liegt an anderen weißen Blutkörperchen des unspezifischen Immunsystems. Dabei handelt es sich um Makrophagen, die mit den Granulozyten und weiteren Immunzellen, den THelferzellen Hand in Hand arbeiten. Granulozyten und Makrophagen sind Fresszellen. Sie nehmen die Krankheitskeime auf und verdauen sie. Die Aufgabe der Granulozyten ist dann abgeschlossen, die der Makrophagen aber noch nicht. Sie stellen Reste der zerstörten Erreger auf ihrer Oberfläche „zur Schau" und zirkulieren damit durch den Körper. Dadurch aktivieren sie die THelferzellen. THelferzellen sind Zellen der spezifischen Abwehr.

Wiederkehrenden Infekten mit Hilfe der spezifischen Abwehr vorbeugen

THelferzellen sind für ein robustes und schlagfertiges Immunsystem aus verschiedenen Gründen von Bedeutung. Sie haben die Fähigkeit über Gewebeverträglichkeitsproteine, genauer MHC-Proteine, an Makrophagen anzudocken und so die Bildung von Antikörpern anzuregen. Weiterhin schütten THelferzellen bestimmte Signalstoffe (Interleukine) aus, wenn sie unbekannte Erreger erkennen. Dadurch steigern die THelferzellen ihre eigene Vervielfältigung.

Hinzu kommt, dass sich THelferzellen an weitere Zellen des spezifischen Immunsystems anheften können. Dabei handelt es sich um BLymphozyten. Ihre Aufgabe besteht darin Antikörper gegen bekannte Erreger zu bilden, z. B. gegen Erkältungsviren und Bakterien, die Blasenentzündungen auslösen. Parallel regen die THelferzellen durch die Bildung der Signalstoffe die vermehrte Bildung der BLymphozyten aus. BLymphozyten sind wiederum wandlungsfähige Zellen: Sie können sich wahlweise in Antikörper produzierende Plasmazellen oder in BGedächtniszellen umwandeln. Diese Zellen verbleiben über einen langen Zeitraum im Körper und bilden ein „Langzeitgedächtnis" gegenüber bekannten Erregern und sorgen für Immunität. Das heißt: Dringt ein bereits bekannter Krankheitskeim in den Organismus ein, dann erkennen die Abwehrzellen diesen, greifen ihn an und vernichten den Erreger. Auf diese Weise trägt das Purpursonnenhutkraut zur Vorbeugung und Abwehr von Infekten bei.

Info

In der Vergangenheit wurden die Extrakte aus dem Purpursonnenhutkraut manchmal durch direkte Infusionen in den Blutkreislauf angewendet. Je nach Dosis kam es dabei zu Schüttelfrost, vorübergehendem Fieber oder Übelkeit und Erbrechen. Heute werden Purpursonnenhutkrautextrakte entweder oral eingenommen oder auf der Haut angewendet. Dadurch dürften die Nebenwirkungen auf ein Minimum reduziert sein.

Purpursonnenhutkraut als Arzneimittel

Die Extrakte aus dem Purpursonnenhutkraut und Zubereitungen aus der Heilpflanze werden in Deutschland als Arzneimittel vertrieben. Zusätzlich sind Präparate als Nahrungsergänzungsmittel erhältlich. Wer auf Nummer sicher zur Wirksamkeit gehen möchte, sollte zu Arzneimitteln greifen, da sich die Einstufung als allgemein anerkanntes Arzneimittel auf die Studienergebnisse von standardisierten Medikamenten beziehen und nicht auf Nahrungsergänzungsmittel.

Erhältlich sind Produkte aus dem Purpursonnenhutkraut als Fertigarzneimittel oder als Presssaft. Die Anwendung als Tee ist nicht üblich.

- **Präparate:** Arzneimittel und Produkte mit dem Purpursonnenhut dürfen bei Kindern ab dem 12. Lebensjahr angewendet werden. Der Einsatz und die Höhe der Dosierung sollte aber vorab mit der behandelnden Ärztin oder Heilpraktikerin besprochen werden.

Hinweis

Purpursonnenhutkrautextrakte oder Presssaft sollten generell nicht länger als zwei Wochen am Stück angewendet werden. Danach wird eine Einnahmepause von zwei Wochen empfohlen. Der Grund hierfür ist, dass sich die Wirkungen der Heilpflanzen bei längerfristiger Anwendung ins Gegenteil umkehren können. Sie würden dann das Immunsystem unterdrücken.

Presssaft: Für Erwachsene wird eine Tagesdosis von 6–9 ml verteilt auf 2–6 Portionen à 1,5–4,5 ml täglich empfohlen.

Produktauswahl Purpursonnenhut

Produkte mit dem Purpursonnenhut erhalten Sie in Apotheken und gut sortierten Reformhäusern.

Fertigarzneimittel: Echinacea ratiopharm® 100 mg Tabletten, Echinacea ratiopharm® Liquid, Echinacea Stada® Classic Tabletten, Echinacea Purpurea Urtinktur Ceres®, Echinacin® Saft Madaus

Presssaft: Echinacea Saft Schoenenberger®

Vorsicht! Bei Diabetikern ist eine Verschlechterung der Stoffwechsellage möglich. Menschen mit Leukosen, Kollagenosen, Multiple Sklerose und Tuberkulose sowie mit Immunerkrankungen wie AIDS und HIV-Infektion dürfen keine Purpursonnenhutkraut-Produkte anwenden. Bei Allergien gegen Korbblütengewächse sollte auf die Anwendung verzichtet werden. Gleiches gilt für schwangere und stillende Frauen, es sei denn die Anwendung wurde von einer Ärztin oder einem Arzt befürwortet.

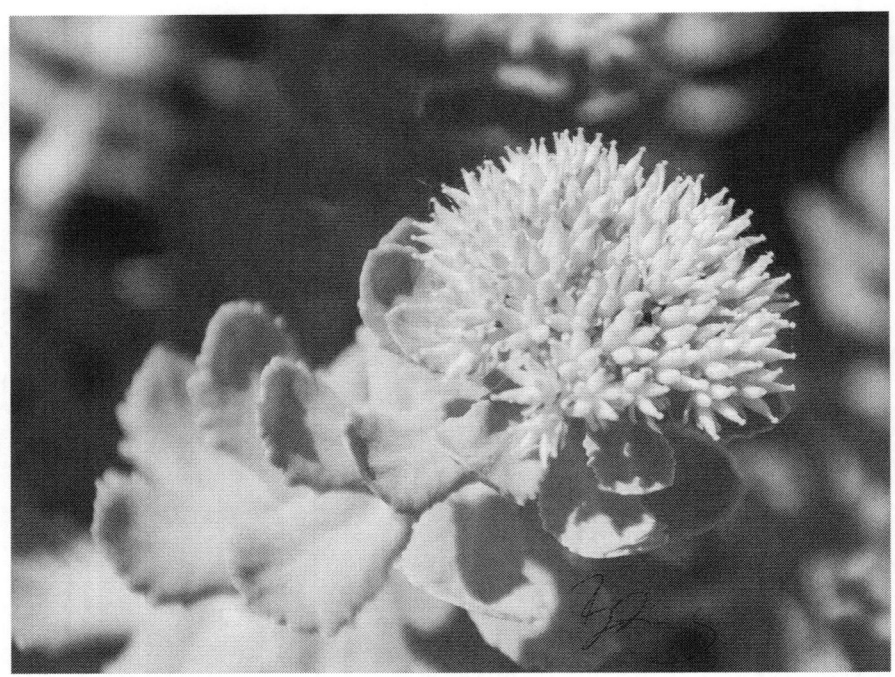

Rhodiola rosea

Rosenwurz:
Schutz vor Stressfolgen

Arznei-Pflanzenteile: Wurzel
Essbare Pflanzenteile: Blätter
Wichtige Inhaltsstoffe: Sekundäre Pflanzenstoffe &
Phenylethanoid Salidrosid
Wichtige Wirkungen: Verbesserung der Schlafqualität, Steigerung
der Stressresistenz und Leistungsfähigkeit
Geschmack: bitter

Wenn im Frühjahr die Schneeschmelze beginnt, dann erwacht der Rosenwurz (*Rhodiola rosea*) überall dort, wo er zu Hause ist, aus seinem Winterschlaf: In Skandinavien, in Grönland und in Sibirien zum Beispiel. Seine dicken Stängel und seine fleischigen Blätter verhelfen der Pflanze zu Stabilität, denn schließlich ist es nicht leicht, sich in einer derart stressreichen Umgebung zu behaupten. Vielleicht liegt das Geheimnis der hohen Widerstandsfähigkeit des Rosenwurz aber auch in ihm selbst, genauer in seinen Inhaltsstoffen, die ihm dazu verhelfen, Zeiten eisiger Kälte, extremer Wärme und bei Sturm, Hagel und Gewitter stabil und stark zu bleiben.

Der Rosenwurz ist eine Heilpflanze mit indirekter Wirkung auf das Immunsystem. Seine Extrakte zielen auf die Abmilderung von Stress und deren Folgen ab. Gleichzeitig fördern die Inhaltsstoffe die körperliche und geistige Leistungsfähigkeit und steigern zudem das geistige Wohlbefinden sowie die Schlafqualität.

Stresslinderung durch arktische Inhaltsstoffe

Die Rosenwurz-Wurzel enthält ein spezielles Inhaltsstoffgemisch, das stimmungsaufhellend, anregend und müdigkeitsvertreibend wirkt. Es reduziert die Bildung des Stresshormons Cortison und fördert die Zellatmung. Eine verbesserte Zellatmung lindert beispielsweise Erschöpfung und Müdigkeit.

Sehr wichtig für die Wirksamkeit des Rosenwurz ist eine Substanz namens Salidrosid. Würde man das Salidrosid allerdings isolieren, würde der Inhaltsstoff allein nicht dieselben Effekte auslösen können wie der Gesamtextrakt. Zur Wirkung der Rosenwurz-Wurzel tragen neben dem Salidrosid noch zahlreiche andere sekundäre Pflanzeninhaltsstoffe bei, zu denen beispielsweise Rosavin, Rosarin und Rosin gehören. Alle Inhaltsstoffe des Rosenwurz wirken gemeinschaftlich und erzeugen die stressabmildernden, leistungssteigernden, antioxidativen und antidepressiven Eigenschaften.

Wissenswertes

Das Hitzeschock-Protein 70, kurz Hsp 70, schützt die Zellen vor Schädigungen durch Stress und steigert die Reparaturvorgänge in den Zellen. Zudem hemmt es normalerweise bestimmte Enzyme, die bei Stress aktiviert werden. Bei dauerhaftem Stress werden die genetischen Informationen in der Zelle für die Herstellung von Hsp 70 aber heruntergeregelt. Dasselbe gilt für den Nervenbotenstoff, bzw. Neurotransmitter, Neuropeptid Y (NPY). NPY wirkt im Zentralnervensystem (Gehirn und Rückenmark), und zwar antidepressiv und angstlösend. Zudem steigert NPY die Stimmung und die Sinneseindrücke. Fehlt es, werden die Zellatmung und die Hsp-70-Freisetzung gehemmt. In Folge treten Müdigkeit, Erschöpfung und schlechte Stimmung auf. In Laborversuchen wurde gezeigt, dass der Rosenwurz-Extrakt zu einer Regulation der Proteine und Botenstoffe führt: Es wird mehr Hsp 70 und NPY freigesetzt. Gleichzeitig wird die Bildung der Stress-Enzyme gedrosselt. Dadurch sprechen bestimmte Bereiche im Gehirn wieder auf Stopp-Signale (negative Rückkopplung) durch Cortisol an, sodass der Körper überschießenden Stress wieder regulieren kann.

Mit dem Rosenwurz den Stressfolgen vorbeugen

Anhaltender Stress kann auf Dauer zu Müdigkeit, Erschöpfung und Schlafbeschwerden führen. Im schlimmsten Falle kommt es sogar zum Burn-out-Syndrom und zu einer Depression. Häufig an den Symptomen mitbeteiligt ist das Stresshormon Cortison, das in den Nebennieren gebildet wird.

Zwar braucht der menschliche Körper Cortison etwa als körpereigenen Entzündungshemmer, bei dauerhaftem Stress aber läuft die Aktivität der beiden Nebennieren beständig auf Hochtouren, und das kann Folgen haben: Erschöpfung, Konzentrationsschwäche, Reizbarkeit, Heißhunger, eine Verringerung der Leistungsfähigkeit und eine Steigerung der Infektanfälligkeit sind nur einige Beispiele. Zur Wiederholung: Cortison schwächt das Immunsystem (s. Kapitel: „Wie sich der Lebensstil auf das Immunsystem auswirkt").

In mehreren Studien am Menschen besserten sich Stressbeschwerden innerhalb einer Woche, frühestens jedoch nach drei Tagen. Genauer hatte der Rosenwurz-

Extrakt einen positiven Einfluss auf emotionale, seelische und körperliche Beschwerden der Studienteilnehmer, wie Angstsymptome, Stress, Schlafbeschwerden und Müdigkeit am Tag. Während des Studienzeitraums von zwei bis vier Wochen nahmen die Teilnehmer je nach Studie jeweils 170–660 Milligramm eines Rosenwurz-Extrakts ein. Der Erfolg steigerte sich kontinuierlich, und verbesserte sich jeweils nach und nach messbar. In niedrigeren Dosierungen zeigte der Rosenwurz-Extrakt hingegen keine oder kaum Besserung der Symptome.

Auch bei einem bestehenden Burn-out-Syndrom könnte die Einnahme von Rosenwurz-Extrakten helfen. In einer Vorstudie mit 118 Burn-out-Betroffenen besserten sich die Beschwerden messbar durch die tägliche Einnahme von 400 Milligramm Rhodiola Rosea WS® 1375 Extrakt. Erste Effekte traten bereits nach einer Woche auf. Sie verstärkten sich bis zur zwölften Behandlungswoche.

Aus diesen Gründen könnte der Rosenwurz-Extrakt für Infekt anfällige Menschen hilfreich sein, die bei vorübergehender Überbelastung und bei Stress zusätzlich zu Schlafbeschwerden, trauriger Verstimmung oder Reizbarkeit neigen.

Rosenwurz als Arzneimittel und Lebensmittel

Die Extrakte aus der Rosenwurz-Wurzel sind in Deutschland als traditionelles Arzneimittel zugelassen.

Sie können theoretisch in Form von Tee oder als Tinktur eingesetzt werden. Den größten Erfolg verspricht jedoch die Einnahme des geprüften Extrakts als Fertigarzneimittel, da diese eine garantierte Menge an Salidrosid enthalten. Auch wird eine ausreichend hohe Dosierung an wirksamen Inhaltsstoffen garantiert, die Schutz vor Verunreinigungen bietet. Zudem sind zahlreiche Nahrungsergänzungsmittel mit Rosenwurz-Extrakten erhältlich, die oft preiswerter sind als ein Fertigarzneimittel, aber keinen Nachweis über die Wirksamkeit erbringen müssen.

Die Blätter des Rosenwurz sind essbar. Sie werden in Ländern wie Russland als Salat verzehrt.

- **Wirkstoffextrakt:** Für Erwachsene wird eine Tagesdosis von 144–400 mg zur Einnahme in Form von Fertigarzneimitteln empfohlen.

Info zur Einnahmedauer

Idealerweise sollte die Anwendung über vier Monate oder länger erfolgen.

Produktauswahl Rosenwurz

Produkte mit der Schlafbeere erhalten Sie in Apotheken, Reformhäusern und im Internethandel.

Tee: Terra Elements® Bio Ashwagandha Pulver, Gewürzland Ashwagandha Pulver, Steinberger® Bio Ashwagandha Pulver

Tee (Kombinationspräparat): Neuro Balance Bio Ashwagandha Tee Salus®

Fertigarzneimittel: Rhodiolan® Filmtabletten, Vitango® Filmtabletten

Nahrungsergänzungsmittel (Kombinationspräparate): Vigodana® Kapseln, Rosenwurz 200 mg Vegi Kapseln Avitale®, AnabolLoges® intens Kapseln, Adrenal-Intercell® Kapseln, Cefavora® memo Kapseln

Vorsicht! Menschen mit psychischen Krankheiten, Erkrankungen der Leber und den Nieren sollten die Anwendung vorab mit ihrem Arzt absprechen. Der Rosenwurz sollte nicht in der Schwangerschaft, Stillzeit und vor dem vollendeten 18. Lebensjahr angewendet werden.

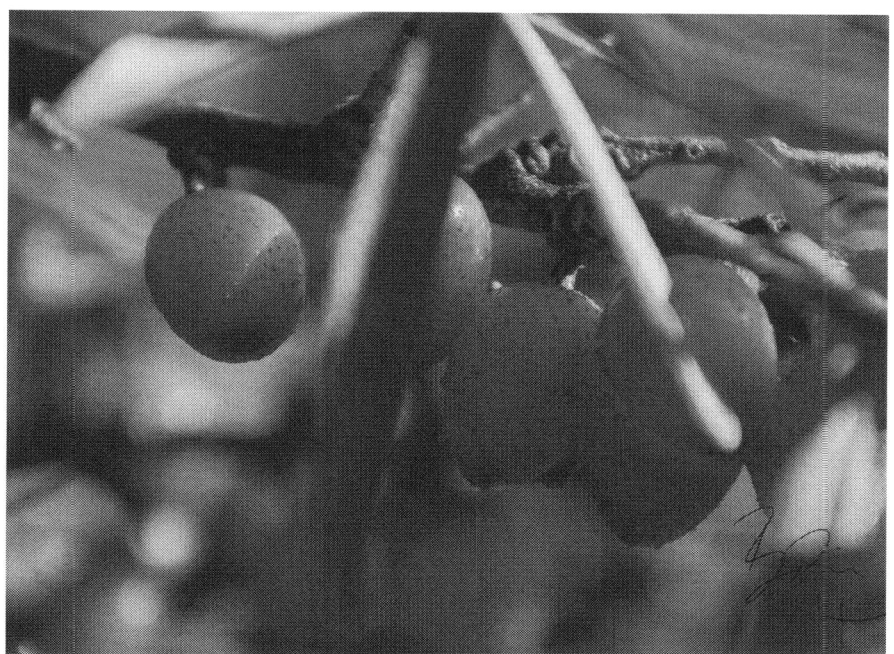

Hippophae rhamnoides

Sanddorn: Saure Früchte für ein starkes Immunsystem

Arznei-Pflanzenteile: Früchte
Essbare Pflanzenteile: Früchte
Wichtige Inhaltsstoffe: sekundäre Pflanzenstoffe, Vitamin C
Wichtige Wirkungen: Stimulation der unspezifischen
Abwehrkräfte
Geschmack: sauer, herb & zusammenziehend

Der Sanddorn (*Hippophae rhamnoides*) ist eine Heil- und Nahrungspflanze, die sich auf sandigen Böden am wohlsten fühlt. In der westlichen Phytotherapie ist sie erst seit dem frühen 19. Jahrhundert bekannt und spielt als Heilpflanze eine eher untergeordnete Rolle: Als Lebensmittel ist der Sanddorn aber durchaus beliebt. Umso überraschender ist es, dass die orangefarbigen Sanddornfrüchte in der Tibetischen Medizin schon seit mehr als 1.000 Jahren zur Behandlung von grippalen Infekten, verschleppten Erkältungen und Fieber angewendet werden.

Vergleichbare Anwendungsgebiete hat die Heilpflanze inzwischen auch in der westlichen Phytotherapie: Untersuchungen zeigen, dass Sanddornfrüchte und die konzentrierten Extrakte aus der Sanddornfrucht das Immunsystem mobilisieren und nachhaltig stärken können. Eingesetzt werden sie zur:

• Vorbeugung von Infektionskrankheiten wie Erkältungen oder Grippe und

• Regeneration des Immunsystems und des Organismus im Allgemeinen nach einer vorangegangenen Krankheit, um die alte Leistungsfähigkeit zurückzuerlangen.

Vitamin-C-reiches Vielstoffgemisch

Sanddornfrüchte enthalten ein Gemisch aus sekundären Pflanzenstoffen, Vitaminen, Mineralstoffen und fettem Öl in den Samen der Früchte. Sie tragen gemeinschaftlich zu den gesundheitlichen Wirkungen bei.

Die sekundären Pflanzenstoffe sind wiederum ein Gemisch aus Flavonoiden, Flavonen und Anthocyanen. Sanddornfrüchte sind außerdem besonders reich an Vitamin C. 100 g der sauren Früchte enthalten zwischen 450–600 mg des wasserlöslichen Vitamins, was dem Vier- bis Siebenfachen des Tagesbedarfs eines erwachsenen Menschen deckt. Außerdem enthalten die Früchte mit Ausnahme von Vitamin B12 alle weiteren BVitamine, Carotinoide und viele Mineralstoffe, darunter Kalium und Magnesium. Das fette Öl der Sanddornfrüchte setzt sich aus hochwertigen Fettsäuren wie Ölsäure und Linolensäure zusammen.

Früher nahm man an, dass das Immunsystem durch den hohen Gehalt an Vitamin C beeinflusst wird. Tatsächlich trägt Vitamin C zur natürlichen Funktion der Abwehrkräfte bei. Die Ergebnisse aus Laboruntersuchungen deuten aber mehrheitlich darauf hin, dass die Aktivierung der Abwehrzellen durch die enthaltenen sekundären Pflanzenstoffe ausgelöst wird, z. B. durch die Flavone. Insofern beruhen die Wirkungen auf das Immunsystem vermutlich auf dem Zusammenspiel mehrerer bioaktiver Inhaltsstoffe.

Wissenswert

Äußerlich wird das Sanddornöl bei gereizter und entzündeter Haut eingesetzt. Zum Beispiel kommt es bei Sonnenbrand, Verbrennungen und gestörter Narbenbildung zum Einsatz. Es wirkt außerdem hautpflegend und soll die Regeneration der Haut fördern.

Ein robustes Immunsystem fördern

Sanddornfrüchte regen die Aktivität des Immunsystems durch die enthaltenen Flavone und Flavonoide an: so die Ergebnisse mehrerer Laboruntersuchungen. Dabei stellte sich heraus, dass die Extrakte die Bildung von Signalstoffen regulieren, die als Botenstoffe zwischen den einzelnen Komponenten des Immunsystems tätig sind. Sie werden von Makrophagen und Monozyten (beides Zellen des unspezifischen Immunsystems) gebildet. Einige dieser Signalstoffe werden durch die Flavone vermehrt gebildet, die Bildung anderer Signalsubstanzen wird herabreguliert. Die Wissenschaftler gehen davon aus, dass das Immunsystem dadurch besser auf Krankheitskeime reagieren und nachfolgend ausschalten kann.

Um die Wirkweisen des Sanddorns auf die Abwehrkräfte besser verstehen zu können, wäre es wünschenswert, wenn zukünftig Studien am Menschen erfolgen.

Vitamin C unterstützt die Abwehrzellen

Vitamin C ist für die normale Funktion von Abwehrzellen unerlässlich. Auch fördert es die Vermehrung dieser Zellen und reguliert überschießende Aktivitäten der Immunantwort herab. Die Einnahme von hoch dosiertem Vitamin C schützt allerdings weder vor der Entstehung von Erkältungen noch verkürzt es wesentlich die Dauer der Infektion.

Bei Menschen mit einem nachweislichen Mangel an Vitamin C kann die Funktion der Abwehrkräfte allerdings gestört sein. Ein Mangel liegt vor, wenn die Vitamin-C-Menge im Blutplasma pro Liter weniger als 22 Mikromol beträgt. Gefährdet für einen Mangel sind Menschen z. B. mit entzündlichen Magen-Darm-Krankheiten, Dialyse-Patienten oder mit einer einseitigen Ernährungsweise.

Der hohe Gehalt an Vitamin C in den Sanddornfrüchten oder ihren Extrakten fördert zudem die Aufnahme von Eisen aus der Nahrung. Hinzu kommt, dass bestimmte Personengruppen wie Leistungssportler oder Menschen mit schweren Verletzungen vermehrt unter oxidativem Stress leiden. Vitamin C ist ein wirksames Antioxidans und neutralisiert freie Radikale. Zum Hintergrund: Oxidativer Stress belastet das Immunsystem (s. Kapitel: „Körperzellen schützen: Antioxidative Heilpflanzen").

Sanddorn als Lebensmittel

Sanddornfrüchte sind ein gesundes Lebensmittel und werden in Form von frischen und getrockneten Beeren, Saft, Fruchtmark, Püree und Früchtetee angeboten. Auch als Brotaufstriche und in Süßigkeiten werden die sauren Früchte verarbeitet. Extrakte aus der Frucht werden zudem in Form von Nahrungsergänzungsmitteln vertrieben.

- **Tee:** Für Erwachsene wird eine Tagesdosis von 5–10 g verteilt auf 3 Portionen täglich empfohlen.
- **Saft:** Die empfohlene Einnahmemenge für Sanddorn-Direktsaft beträgt 1 EL verdünnt in Wasser.
- **Sanddorn-Mus:** Täglich können Erwachsene 1 TL des Sanddorn-Mus einnehmen

Produktauswahl Sanddorn

Produkte mit Sanddorn erhalten Sie in Apotheken, Reformhäusern, Drogerien und im Internethandel.

Tee: EDEL Kraut Sanddorn Bio Tee, Sandicca® Bio Sanddornfrucht Tee, H&S® Vitaltee Heißer Sanddorn, Lebensbaum Bio Sanddorn & See Tee

Saft: Weleda® Sanddorn Elixier oder Ursaft, Donath – Bio Sanddorn ungesüßt, ener® Bio Sanddornsaft, Rabenhorst® Sanddorn Bio Muttersaft

Nahrungsergänzungsmittel (Kombinationspräparate): TibeVit® No. 1 Vital-balance Plus, TibeVit® No. 3 Immunsystem, Hoyer® Bio Echinacea Sanddorn Lutschtabletten

Vorsicht! Unerwünschte Wirkungen sind nicht bekannt.

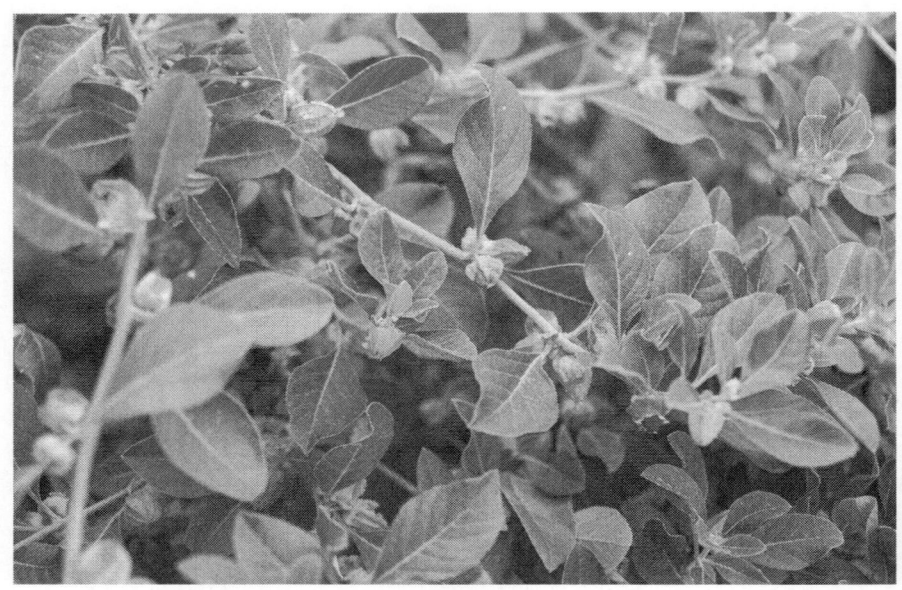

Withania somnifera

Schlafbeere (Ashwagandha): Stärke für das Immunsystem, Körper und Geist

Arznei-Pflanzenteile: Wurzel
Essbare Pflanzenteile: Wurzel
Wichtige Inhaltsstoffe: Withanolide
Wichtige Wirkungen: Stimulation der unspezifischen Abwehrkräfte, Verbesserung der Schlafqualität, Steigerung der Stressresistenz und Leistungsfähigkeit
Geschmack: bitter

Die Schlafbeere oder Ashwagandha (*Withania somnifera*) ist eine indische Heilpflanze und wird in der ayurvedischen Medizin schon seit mindestens 3.000 Jahren eingesetzt. Dort gilt sie als eine Art Allroundtalent und kommt beispielsweise als Stärkungs- und Verjüngungsmittel zum Einsatz.

In der Tat scheint in der Heilpflanze ein enormes Potenzial zu schlummern. Davon können möglicherweise Menschen profitieren bei:

* Infektanfälligkeit
* anhaltendem Stress
* Ein- und Durchschlafbeschwerden
* Gelenkentzündungen (Arthritis)
* Oxidativem Stress

Die Heilpflanze verfügt aber noch über weitere wichtige Eigenschaften, die das Immunsystem direkt oder indirekt betreffen. Untersucht werden derzeit die Wirkungen auf:

* das Hormonsystem, insbesondere auf den Blutzuckerspiegel
* den Herz- und Lungenkreislauf, etwa auf die Blutdruckregulation
* das Zentralnervensystem, z. B. bei Parkinson
* die Zellerneuerung, besonders auf die Zunahme roter Blutkörperchen und Proteinneubildung
* Anti-Tumoreigenschaften, z. B. bei Lungenkrebs

Welche Chancen sich auf die Gesundheit durch die Einnahme der Schlafbeerenwurzel offenlegen, wird die Forschung der nächsten Jahre und Jahrzehnte zeigen. Derzeit beruht das Wissen um die Wirkungen der Heilpflanze weitestgehend auf dem langen Erfahrungswissen in ayurvedischer Medizin sowie auf Labor- und Tierversuchen.

Bittersubstanzen mit immunstimulierender Wirkung

Die Wurzel der Schlafbeere enthält verschiedene Inhaltsstoffe deren wichtigsten Gruppen Withanolide, Withanolidglycoside, Alkaloide sowie Glycolverbindungen sind. Sie sind für die medizinischen Eigenschaften der Schlafbeere zuständig. Die Withanolide sind wiederum ein Gemisch aus Withaferin A, Withanolid A und Withanolid D. Bedeutsame Inhaltsstoffe aus der Gruppe der Withanolidglycoside sind Sitoindoside und Withanoside. Alkaloide, die an der Wirkung beteiligt sind, sind beispielsweise Anahygrin, Anaferin, Cuscohygrine, Somniferine und Tropine. Aus der Gruppe der Glycole spielt Triethylenglykol eine Rolle. Neueren Erkenntnissen zufolge verbessert sie die Schlafqualität.

Das Inhaltsstoffgemisch aus der Schlafbeere wirkt stressreduzierend, leistungssteigernd, antioxidativ und immunmodulierend. Bei regelmäßiger Anwendung wird der Körper widerstandsfähiger und belastbarer.

Schlafbeere für ein robustes Immunsystem

Die Schlafbeere gilt als ein effektives Immunstimulanz, was einerseits bestimmte Immunzellen aktiviert und gleichzeitig die Stressresistenz erhöht. Unter Laborbedingungen zeigte sich, dass die Einnahme des Pflanzenextrakts zu einer Mobilmachung und Aktivierung von Makrophagen und der Phagozytose führt. Zudem steigerte sich die Aktivität lysosomaler Enzyme, deren Aufgabe es ist, Fremdstoffe oder körpereigene Substanzen abzubauen. Die Inhaltsstoffe der Schlafbeerenwurzel unterstützen also den ersten Schutzschild gegen Erreger, die den menschlichen Organismus schädigen können. Hinzu kommt, dass der Pflanzenextrakt die Bildung entzündungsfördernder Signalstoffe (Interleukin 1 und Tumornekrosefaktor-Alpha) herabsetzt.

Diese Eigenschaften können erklären, weshalb die Einnahme der Schlafbeerenwurzel die Widerstandsfähigkeit gegenüber Infekten steigert: Sie erhöhen die Wachsamkeit des ersten Schutzschildes gegen eindringende Krankheitskeime sowie Fremdstoffe und dämpfen gleichzeitig die Entstehung von Entzündungen im Körper ab. Diese Eigenschaft ist bedeutsam, weil Entzündungen immer eine immunologische Reaktion auslösen. Mit anderen Worten: Die Schlafbeere ist wahrscheinlich zur Vorbeugung von Infekten bestens geeignet. Bei akuten Beschwerden können ihre Extrakte die Genesung vermutlich allenfalls leicht unterstützen

Einen Wermutstropfen gibt es aber dennoch: Die Verbesserung der Untersuchungsergebnissen basieren derzeit (November 2020) ausschließlich auf Labor- und Tierversuchen. Studien am Menschen müssen nun zeigen, dass diese Ergebnisse auch auf den menschlichen Organismus übertragbar sind.

Natürliche Ein- und Durchschlafhilfe

Bestimmte Inhaltsstoffe aus der Schlafbeerenwurzel verbessern die Schlafqualität, ohne dabei die Abfolge der Schlafphasen zu stören. Eine japanische Studie von Kaushik et al. aus dem Jahr 2017 legte in einem Tierversuch offen, dass der Schlafbeereninhaltsstoff Triethlenglykol die Einschlafzeit verkürzt und zusätzlich die Tiefschlafphasen verlängert. Dabei wurden weder die Traumschlafphase (REM-Schlaf) noch die Abfolge der verschiedenen Schlafphasen (Schlafarchitektur) beeinflusst. Zudem wurden die Mäuse durch die Einnahme nicht süchtig.

Die Wissenschaftler schlagen deshalb vor, die Substanz nun in Studien am Menschen zu prüfen.

In der traditionellen Medizin in Indien wird die Schlafbeere seit Jahrtausenden zur Verbesserung der Schlafqualität eingesetzt. Ihre Wirkungsweisen werden aber erst nach und nach entschlüsselt.

Für ein funktionierendes Immunsystems ist der gesunde Schlaf unerlässlich. Schon nach dreistündigem Schlafentzug ist die Funktion von TZellen (Abwehrzellen des spezifischen Immunsystems) beeinträchtigt. Wer also ausreichend und erholsam schläft, stärkt dadurch die Funktionen des Immunsystems und schützt sich besser vor Erregern.

Wissenswert

Experten vom Bundesamt für Risikobewertung haben das Gefahrenpotenzial der Schlafbeerenwurzel genauer beleuchtet. Sie fanden in den bislang am Menschen durchgeführten Studien keine Gefahr für die Gesundheit. Allerdings bemängeln sie zu Recht, dass einige Nahrungsergänzungsmittel deutlich höhere Mengen an der Heilpflanzenwurzel oder deren Extrakte enthalten, als in den Studien oder in der ayurvedischen Medizin empfohlen. Die richtige Dosierung ist aber die Grundvoraussetzung für eine sichere Anwendung.

Schlafbeere als Lebensmittel

Die Wurzel oder die Extrakte aus der Schlafbeerenwurzel sind in Deutschland als Lebensmittel zugelassen und werden in Form von Nahrungsergänzungsmittel vertrieben. Die WHO stufte die Wurzel im Jahr 2009 als pflanzliches Arzneimittel bzw. als Anti-Stressmittel ein. Sie kommen z. B. als Milchabkochung, Tee, Pulver oder als Tinktur zum Einsatz.

- **Tee:** Für Erwachsene wird eine Tagesdosis von 3–6 g verteilt auf 1–3 Portionen täglich empfohlen.
- **Pulver:** Die empfohlene Tagesmenge für die pulverisierte Schlafbeerenwurzel zur Einnahme mit Wasser beträgt für Erwachsene 0,5 g, verteilt auf 2 Einzeldosen à 250 mg.

Produktauswahl Schlafbeere

Produkte mit der Schlafbeere erhalten Sie in Apotheken und gut sortierten Reformhäusern.

Tee: Terra Elements® Bio Ashwagandha Pulver, Gewürzland® Ashwagandha Pulver, Steinberger® Bio Ashwagandha Pulver

Tee (Kombinationspräparat): Neuro Balance Bio Ashwagandha Tee Salus®

Nahrungsergänzungsmittel: Sunday Natural BIO Ashwagandha Kapseln (500 mg),

Nahrungsergänzungsmittel (Kombinationspräparate): Neuro Balance Ashwagandha Kapseln Salus®, vigoLoges® Kapseln,

Hinweis

In den Anbauländern wie Indien und Nepal, können im konventionellen Landbau größere Mengen an Pestiziden und Herbiziden zum Einsatz kommen. Wer auf Nummer sicher gehen möchte, sollte daher auf ökologisch angebaute Schlafbeeren setzen.

Vorsicht! Es kann in Einzelfällen zu Übelkeit, Erbrechen und Durchfall kommen. Da die Schlafbeerwurzel wahrscheinlichen einen Einfluss auf das ZNS hat, sollte bei der Anwendung der Heilpflanze vorsichtshalber auf den Genuss von Alkohol verzichtet werden. Bei der Einnahme angstlösender oder beruhigungsfördernder Medikamente, sollte mit dem behandelnden Arzt vor der Anwendung geklärt werden, ob Einwände bestehen. Unklar ist bislang, ob die Schlafbeere die Schilddrüsenfunktion beeinflusst. Schwangere sollen keine Schlafbeerpräparate einnehmen, da nicht klar ist, ob die Heilpflanze abortive Wirkungen hat.

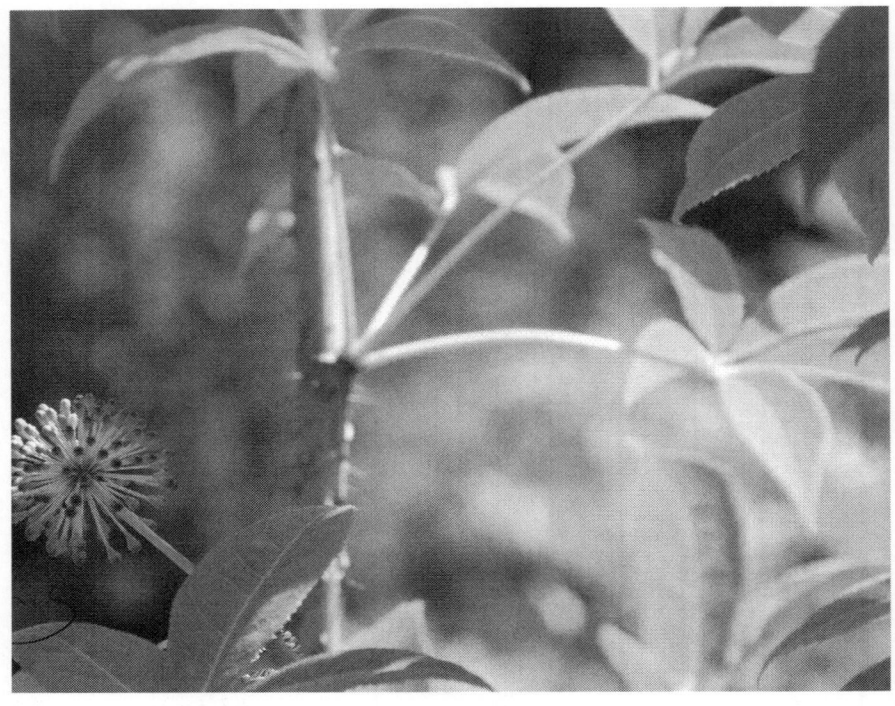

Eleutherococcus senticosus

Taigawurzel: Stärke für das Immunsystem, Körper und Geist

Arznei-Pflanzenteile: Wurzel
Wichtige Inhaltsstoffe: Eleutheroside
Wichtige Wirkungen: Stimulation der körpereigenen
Abwehrkräfte, Steigerung der Stressresistenz, Verbesserung der
körperlichen und geistigen Leistungsfähigkeit
Geschmack: aromatisch & zusammenziehend

Die Taigawurzel oder Sibirischer Ginseng (*Eleutherococcus senticosus*) ist eine Heilpflanze für besondere Lebensphasen. Sie kann dabei helfen, schwierige Herausforderungen leichter zu meistern, die persönliche Leistungsfähigkeit zu steigern und das Immunsystem zu unterstützen. Ein Heilmittel gegen eine schlechte Lebensweise ist die Taigawurzel aber wie alle Heilpflanzen nicht.

Manchmal lassen sich Lebensphasen mit viel und anhaltendem Stress und zu wenig Schlaf nicht vermeiden. Dann fühlt man sich oft ausgelaugt, antriebslos und gleichzeitig rastlos. Langfristig ist dann jedoch ein geschwächtes Immunsystem die Folge. Die Taigawurzel hilft dabei, die Widerstandsfähigkeit des Immunsystems, des Körpers und der Psyche vorübergehend zu stabilisieren. Zudem unterstützt die Heilpflanze die Gesundheit bei Infektanfälligkeit und fördert die Heilung bei bestehenden Infekten.

Immunregulierende Inhaltsstoffe

Die Wurzel der Taigawurzel enthält verschiedene Inhaltsstoffe, deren wichtigste Gruppe als Eleutheroside bezeichnet wird. Sie sind für die medizinischen Eigenschaften der Taigawurzel zuständig. Die Eleutheroside sind wiederum ein Gemisch aus Eleutherosid B und E. Außerdem enthält die Wurzel nützliche Lignane, Kaffeesäurederivate und Polysaccharide.

Einerseits bremst das Inhaltsstoffgemisch aus der Taigawurzel die Ausschüttung des Stresshormons Adrenalin. Bei regelmäßiger Anwendung fühlt man sich deshalb gelassener und weniger nervös. Gleichzeitig erfährt das Immunsystem eine tatkräftige Unterstützung durch die Eleutheroside, was neben einer Stärkung des Immunsystems auch eine verbesserte körperliche und geistige Belastbarkeit zur Folge hat.

Unterstützer und Aktivator in einem

Taigawurzelextrakte beeinflussen das Immunsystem auf verschiedene Weise. Sie können:

- Viren abwehren

- das erworbene Immunsystem stärken (spezifische Abwehr) und

- den ersten Schutzschild gegenüber eindringenden Krankheitserregern stärken (unspezifische Immunabwehr).

Taigawurzelextrakte verbessern zudem die körperliche und geistige Leistungsfähigkeit. Zurückgeführt wird diese Eigenschaft auf die Wirkungen auf das Immunsystem und die Absenkung von Stressbotenstoffen.

Die Erbsubstanz von Viren stören

Eine Besonderheit der Taigawurzel besteht darin, dass ihre Inhaltsstoffe Viren direkt angreifen und deren Vervielfältigung stören. Dazu beeinflussen sie die Erbsubstanz von Viren, die Ribonukleinsäure (RNA), was Laboruntersuchungen zeigen. Diese Eigenschaft unterscheidet die Wirkweise von anderen Heilpflanzen wie z. B. den Purpursonnenhut oder dem Prärie-Igelkopf. Die Extrakte aus diesen Heilpflanzen stärken das unspezifische Immunsystem, also den ersten Schutzschild gegen eindringende Krankheitskeime.

Im Laborversuch erwiesen sich Taigawurzelextrakte gegen Grippeviren (Influenza A) und Erkältungsviren (Rhinoviren) als wirksam.

Allerdings schaltete der Extrakt nicht alle getesteten Viren aus. Beispielsweise sprachen Lippenherpes-Viren (HSV-1) nicht auf den Extrakt an.

Dass der Extrakt den Heilungsprozess nach einer Infektion mit Influenza A-Viren beschleunigt, legen auch die Ergebnisse von Tierversuchen nahe. Infizierte Mäuse waren bereits nach fünf Tagen vollständig genesen: Der Virus war nicht mehr nachweisbar. Mäuse, die keine Taigawurzelextrakte erhielten, litten hingegen weiter unter den Grippeviren.

Eins zu eins übertragbar auf den Menschen sind die Ergebnisse aber nicht. Sie liefern aber erste und wichtige Hinweise dafür, dass der Pflanzenextrakt die Genesung durch Erkältungs- und Grippeviren beschleunigt, und müssen nun in Untersuchungen am Menschen bestätigt werden.

Die spezifischen Abwehrkräfte stärken

Um bekannte Krankheitskeime effektiv abwehren zu können, sind bestimmte weiße Blutzellen unerlässlich. Zu ihnen gehören beispielsweise B und TLymphozyten. In mehreren Studien am Menschen wurde offengelegt, dass die Anzahl von B und TLymphozyten im Blut messbar zunimmt. Auch der Anteil an Natürlichen Killerzellen (NK-Zellen) stieg um etwa ein Drittel an. NK-Zellen gehören ebenfalls zu der Gruppe der Lymphozyten und sie sind dazu in der Lage, virusinfizierte Zellen aufzuspüren und zu töten.

Sowohl die TLymphozyten als auch die NK-Zellen setzen weiterhin Stoffe frei, die wiederum die Zellen des unspezifischen Immunsystems aktivieren, z. B. Makrophagen und Monozyten. Getestet wurde der Heilpflanzenextrakt an Kindern und Erwachsenen gleichermaßen.

Kinder, die ein geschwächtes Immunsystem hatten (verringerte Anzahl an B und TLymphozyten) sprachen positiv auf die Heilpflanzenextrakte an. Die Messung der Blutwerte ergab, dass sich die Anzahl der BLymphozyten um 20 % erhöhte und die der TLymphozyten um 25 %. Bei denjenigen Kindern, die ein Scheinmedikament eingenommen hatten, nahm die Anzahl der Blutkörperchen nicht zu. Insgesamt nahmen über 800 Kinder an der Studie teil. In der Summe nahm die Infektanfälligkeit der Kinder gegenüber dem Influenza-Virus leicht (10 %) ab. Zudem erkrankten sie deutlich seltener an einer Lungenentzündung: Bei Kindern, die den Taigawurzelextrakt vorbeugend eingenommen hatten, brach die Krankheit um 60 % seltener aus als bei Kindern, die ein Scheinmedikament erhielten.

Ähnliche Ergebnisse zeigen sich auch bei 1376 Erwachsenen: Eine Gruppe nahm während einer Grippe durch Influenza-Viren Taigawurzelextrakte ein, die andere erhielt ein Scheinmedikament. Es zeigte sich, dass der Infektionsverlauf in der „Taigawurzelgruppe" milder war als in der „Scheinmedikamentengruppe". Zudem kam es zu messbar weniger Begleiterkrankungen wie Lungenentzündung, Bronchitis, Nasennebenhöhlenentzündung und Mittelohrentzündung, wenn die Menschen die Taigawurzel einnahmen.

Zusammenfassend lässt sich festhalten, dass Behandlungen mit der Taigawurzel sowohl vorbeugende als auch heilungsfördernde Effekte nahelegen. Die Durchführung weiterer Studien wäre dennoch wünschenswert, um die positiven Studienergebnisse zu untermauern.

Aktivierung von Fresszellen

Taigawurzelextrakte steigern auch die Bildung und die Aktivität von Zellen des unspezifischen Immunsystems. Genauer wurden im Labor- und Tierversuch die verstärkte Bildung von Granulozyten und Monozyten gemessen. Granulozyten sind Abwehrzellen (weiße Blutkörperchen), die bakterielle Krankheitserreger angreifen, indem sie diese umfließen und dann unschädlich machen (Phagozytose). Bei Infektionen sind die Granulozytenwerte daher erhöht. Hinzu kommt, dass sie Eiter bilden. Dieser gilt als Erkennungsmerkmal für Bakterien.

Monozyten sind ebenfalls weiße Blutkörperchen und Vorläufer von Makrophagen. Ihre Aufgabe besteht wie bei den Granulozyten darin, Krankheitskeime durch Phagozytose zu zerstören. Außerdem präsentieren sie Bruchstücke von zuvor „verdauten" Erregern auf ihrer Oberfläche, die wiederum Blutzellen aus der spezifischen Abwehr aktivieren.

Taigawurzel als Arzneimittel

Extrakte der Taigawurzel sind in Deutschland traditionell zur Behandlung von Schwäche und Müdigkeit zugelassen, die eine Folge einer vorangegangen oder bestehenden Krankheit (Asthenie) sind. Sie kommen z. B. als Fertigarzneimittel, als Tee, Pulver oder als Tinktur zum Einsatz. Taigawurzelextrakte dürfen bei Kindern ab dem 12. Lebensjahr angewendet werden. Der Einsatz und die Höhe der Dosierung sollte aber vorab mit der behandelnden Ärztin, Arzt oder Heilpraktiker*in besprochen werden.

Hinweis

Taigawurzelextrakte sollten generell nicht länger als drei Monate am Stück angewendet werden. Danach wird eine Einnahmepause von zwei bis drei Monaten empfohlen. Der Grund hierfür ist, dass bislang Untersuchungen zu den langfristigen Auswirkungen der Einnahme fehlen.

- **Tee:** Für Erwachsene wird eine Tagesdosis von 0,5–4 g verteilt auf 1–3 Fortionen täglich empfohlen.
- **Pulver:** Die empfohlene Tagesmenge für die pulverisierte Taigawurzel zur Einnahme mit Wasser beträgt für Erwachsene zwischen 0,75–3 g, verteilt auf 1–3 Einzeldosen.
- **Tinktur:** Erwachsene können täglich 10–15 ml der Taigawurzeltinktur einnehmen, verteilt auf 2–3 Einzeldosen.

Produktauswahl Taigawurzel

Produkte mit Taigawurzel erhalten Sie in Apotheken und gut sortierten Reformhäusern.

Tee: Klenk® Radix Eleutherococci

Fertigarzneimittel: Eleu Curarina® Tropfen, Eleutherococcus-Kapseln Bio-Diät

Nahrungsergänzungsmittel: GALL PHARMA Eleutherokokkus GPH Kapseln

Nahrungsergänzungsmittel (Kombinationspräparate): IQ Forte Kapseln

Vorsicht! Selten kann es zu Magen-Darm-Beschwerden und leichtem Juckreiz kommen. Menschen mit Diabetes, einer hormonabhängigen Krebserkrankung oder einer Störung des Zentralnervensystems (Nervosität, Schlafstörungen), sollten die Taigawurzel nur auf ärztlichen Rat hin anwenden. Die Heilpflanze darf nicht bei gleichzeitiger Behandlung mit herzwirksamen Glykosiden eingesetzt werden. Aufgrund fehlender Sicherheits- und Unbedenklichkeitsuntersuchungen sollten Taigawurzelextrakte während Schwangerschaft, Stillzeit und bei Kindern unter zwölf Jahren nicht angewendet werden.

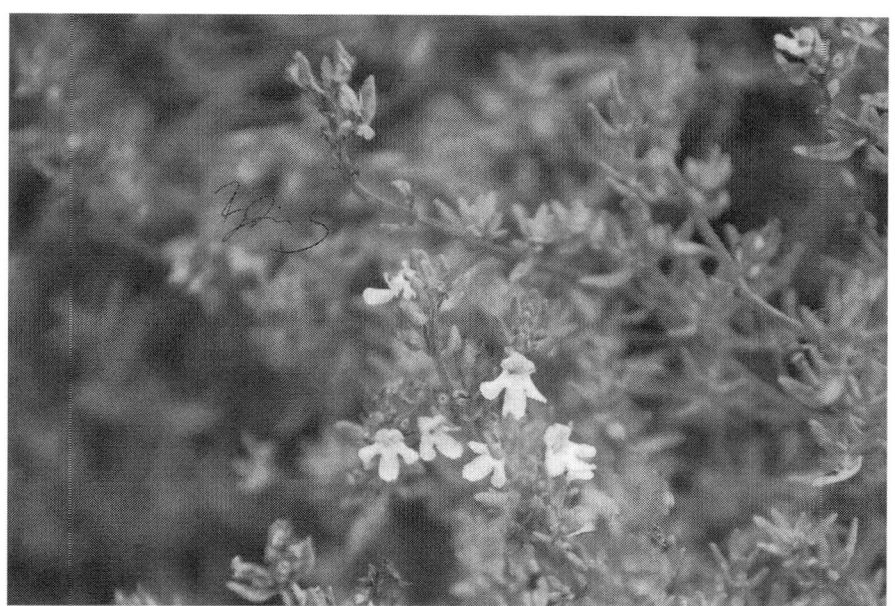

Thymus vulgaris

Thymian: Keimhemmer für gesunde Atemwege

Arznei-Pflanzenteile: Kraut (Blüten und Blätter) und ätherisches
Öl (Thymianöl)
Essbare Pflanzenteile: Kraut (Blüten und Blätter)
Wichtige Inhaltsstoffe: ätherische Öle & Gerbstoffe
Wichtige Wirkungen: entspannungsfördernd auf die Bronchien,
antiviral, antibakteriell, schleimlösend & antientzündlich
Geschmack: aromatisch & herb

Der Thymian (*Thymus vulgaris*) ist eine wärmeliebende Heil- und Gewürzpflanze. Seine frischen oder getrockneten Blätter und Blüten sind essbar und sind ein beliebtes Gewürz, um Gerichte aller Art zu verfeinern. Werden die Pflanzenteile oder deren Auszüge in größeren Mengen eingenommen, dann entfalten sie ihre wohltuenden Wirkungen auf die Atemwege. Der Geschmack des Thymians ist allerdings im wahrsten Sinne des Wortes Geschmacksache: Es gibt Menschen, die das aromatische und herbe Aroma des Thymians sehr mögen und andere, die den Geschmack abstoßend finden. Wieder andere mögen den Geschmack nicht gern, finden ihn aber auch nicht sonderlich unangenehm.

Wer den Thymian zu medizinischen Zwecken anwenden möchte, sollte daher idealerweise zuvor austesten, ob z. B. der Thymiantee gemocht wird.

Der Thymian hat ein breites Wirkspektrum und entlastet das Immunsystem.

Entweder kommt sein getrocknetes Kraut oder das daraus gewonnene ätherische Öl zum Einsatz bei:

- Erkältungen mit Schleimhusten
- Zahnfleischentzündungen und Mundgeruch
- Entzündungen der oberen Atemwege, z. B. Mandelentzündung, Nasennebenhöhlenentzündung
- Entzündungen der unteren Atemwege, z. B. Bronchitis

Keimhemmender Inhaltsstoffmix

Medizinisches Thymiankraut muss mindestens 1,2 % ätherisches Öl enthalten, dann ist es ein wirksames Medikament gegen festsitzenden Husten. Das Thymianöl besteht aus reinen ätherischen Ölen und kann bereits in kleinen Dosierungen die Atemwege von lästigem Schleim befreien. Die wichtigsten Komponenten der ätherischen Thymianöle heißen Thymol und Carvacrol. Thymol verfügt über ausgeprägte antivirale und antibakterielle Eigenschaften. Carvacrol wirkt ebenfalls antiseptisch gegen Bakterien, Pilze und Viren. Zudem hemmt Carvacrol Entzündungen, indem es bestimmte Enzyme ausbremst, die für die Entstehung von Entzündungsbotenstoffen erforderlich sind.

Thymiankraut speichert neben den bedeutsamen ätherischen Ölen außerdem sogenannte Lamiaceen-Gerbstoffe (z. B. Rosmarinsäure) sowie verschiedene Flavonoide. Diese Inhaltsstoffe gehen bei der Zubereitung von Tee ins Wasser über und unterstützen die Wirkung der ätherischen Öle.

Thymianöl enthält keine Lamiaceen-Gerbstoffe und Flavonoide, da sie der Pflanze während des Destillationsprozesses entzogen werden.

Festsitzenden Husten lösen und abhusten

Thymianextrakte lindern den Schmerz bei Husten und sie wirken krampflösend auf die Muskeln der Bronchien. Zudem lösen sie festsitzenden Husten und erleichtern das Abhusten indem die Inhaltsstoffe die Aktivität der Flimmerhärchen in den Lungen anregen: Dies legten die Labor- und Tieruntersuchungen offen.

Flimmerhärchen sind winzige Härchen und eine Gewebeschicht, die die gesamten Lungen auskleiden. Sie werden daher auch als Flimmerepithel bezeichnet. Die Aufgabe des Flimmerepithels besteht darin, Fremdstoffe und Bronchialschleim aus den Atemwegen hinauszubefördern. Dazu üben sie schlagartige Bewegungen, die in Richtung Mund und Nase verlaufen. Wer eine Tasse Thymiantee trinkt oder kleine Mengen Thymianöl einnimmt, wird die Wirkweise daran merken, dass man öfter den Schleim abhusten muss und die Nase läuft. Dieser Vorgang ist erwünscht. Fühlt man sich jedoch trotz des zunehmenden Schleimhustens und der laufenden Nase zunehmend krank oder lassen die Symptome nicht innerhalb weniger Tage nach, sollte unbedingt eine Ärztin oder ein Arzt aufgesucht werden.

Wirksam gegen Viren, Bakterien und Entzündungen

Die ätherischen Öle Thymol und Carvacrol wirken beide keimhemmend, wobei das enthaltene Thymol zu den stärksten Mitteln gegen Bakterien, Pilze und Viren im Pflanzenreich überhaupt gehört: Das zeigen die Ergebnisse aus Labor- und Tierversuchen. Aus diesem Grund entlastet die Einnahme von Thymian in Form von Tee oder die Einnahme weniger Tropfen Thymianöl das Immunsystem: Die ätherischen Öle setzen die weitere Vermehrung und die Verbreitung von Viren sowie anderen Krankheitskeimen herab und fördern so die Abheilung.

Aber auch bei Entzündungen der Atemwege, z. B. bei einer Nasennebenhöhlen-entzündung, Mandelentzündung oder Bronchitis kann der Thymian helfen. Das ätherische Öl Carvacrol hemmte im Laborversuch die Wirksamkeit des Enzyms Cyclooxygenase-2 (COX-2). Die COX-2 ist für die Bildung von Entzündungsbo-tenstoffen (bestimmte Prostaglandine) erforderlich.

Wissenswert

In einer placebokontrollierten Doppelblindstudie war die Einnahme von Thymiansirup bei Schleimhusten ebenso wirksam wie das Medikament Bromhexin. In der Studie wussten weder die Patienten noch die Behandler, wer welches Medikament erhielt. Allerdings nahmen nur 60 Menschen an der Studie teil, weswegen Wissenschaftler fordern, dass umfangreichere Untersuchungen am Menschen erfolgen sollten, um die Wirksamkeit von Thymianextrakten zu untermauern.

Thymian als Arzneimittel und als Lebensmittel

Extrakte aus dem Thymiankraut und Thymianöl sind in Deutschland traditionell zur Behandlung von Erkältungskrankheiten der Atemwege mit zähem Schleim zu-gelassen, und um die Beschwerden bei akuter Bronchitis zu lindern. Sie kommen ausschließlich als Fertigarzneimittel zum Einsatz oder als Tee bzw. als ätherisches Thymianöl. Thymiantee darf bei Kindern ab dem 4. Lebensjahr angewendet wer-den. Der Einsatz und die Höhe der Dosierung sollte aber vorab mit der behandeln-den Ärztin, dem Arzt oder einer Heilpraktiker*in besprochen werden. Thymianöl soll von Kindern und Jugendlichen, die das 18. Lebensjahr noch nicht erreicht haben, gemieden werden. Als Badezusatz kommt das ätherische Thymianöl jedoch auch für Kinder infrage, und zwar ab dem 3. Lebensjahr.

- **Tee:** Für Erwachsene wird eine Tagesdosis von 3–8 g verteilt auf 3–4 Portionen täglich empfohlen.
- **Ätherisches Öl:** Die empfohlene Tagesmenge beträgt für Erwachsene zwi-schen 0,6–1,25 ml, verteilt auf 3–5 Einzeldosen à 0,2–0,25 ml.
- **Vollbad:** Pro Liter Wasser dürfen bei Erwachsenen zwischen 0,007–0,025 g Thymianöl im Wasser enthalten sein.

Frischer Thymian kann zudem als Küchenkraut verwendet werden. Geeignet ist
das Kraut zum Verfeinern von Suppen, Soßen oder für die Zubereitung von aromatischen Tees. Der gesundheitliche Nutzen steht dann allerdings im Hintergrund.

Produktauswahl Thymiankraut und Thymianöl

Produkte mit Thymian erhalten Sie in Apotheken, Reformhäusern, Drogerien und
im Supermarkt.

Tee: Sidroga® Thymian Tee Filterbeutel, H&S® Thymian Tee Filterbeutel, Klenk®
Thymian Arznei-Tee, Thymian Tee Bombastus®, Thymian Arzneitee bio Salus®,
Thymian Tee Caelo®

Tee (Kombinationspräparat): Husten- und Bronchial Tee Bombastus®, Spitzwe-
gerich Thymian Tee Caelo®

Ätherisches Öl: Thymian Öl rot Bio Taoasis®, Melasan® Thymianöl, Primavera
Life® Thymian Öl Thymol bio, Thymianöl Bombastus®, Thymianöl Resana®, Thy-
mian-Öl Bergland®

Fertigarzneimittel: Aspecton® Hustensaft, Aspecton® Hustentropfen, Bronchi-
cum® Thymian Lutschtabletten, Bronchipret® Thymian Pastillen, Thymian Ratio-
pharm® Hustensaft, Hustagil® Thymian-Hustensaft, Thymiverlan® Lösung, Tussi-
florin® Thymian Flüssigkeit, Cevitect® Thymian Pastillen

Fertigarzneimittel (Kombinationspräparat): Aspecton® Nasenspray, Bronchi-
cum® Elixir, Bronchicum® Saft, Bronchicum® Kapsel

Badezusatz: Tetesept® Erkältungs Bad, Eucabal® Kinderbad mit Thymian, Babix®
Baby Thymianbad, Doppelherz® Erkältungsbad SN, Apofam® Thymian Kinderbad, Thymian Li-il® Erkältungsarzneibad

Saft: Schoenenberger® Thymian Saft Salus, Thymian-Pflanzensaft Herbaria®

Vorsicht! Thymiankraut kann in sehr seltenen Fällen zu Sensibilisierung z. B. der Haut führen. Bei starken Verletzungen oder akuten Krankheiten der Haut, bei Fieber mit schwerem Verlauf sowie Infektionen, Herzschwäche (Herzinsuffizienz) und Bluthochdruck, sollten Vollbäder nur nach vorheriger Absprache mit dem behandelnden Arzt durchgeführt werden. Thymianöl darf wie alle ätherischen Öle nicht unverdünnt bei Säuglingen und Kleinkindern im Bereich des Gesichtes, speziell der Nase angewendet werden. Es kann zu einem Kehlkopfkrampf, Atemnot mit anschließendem Atemstillstand kommen.

Schwangere und stillende Frauen sollten Thymiankraut und Thymianöl nicht einnehmen. Der Grund für diese Empfehlung sind fehlende Unbedenklichkeitsuntersuchungen.

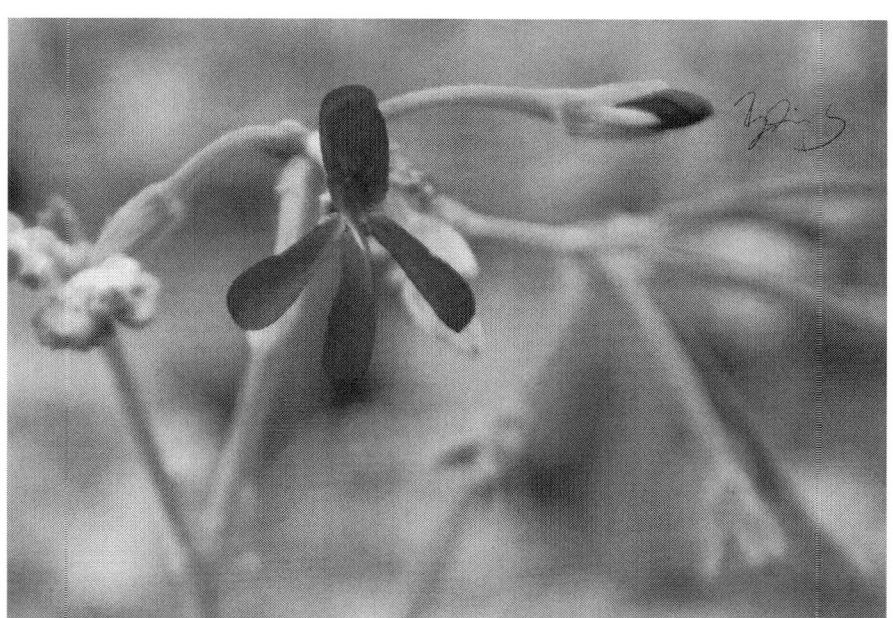

Pelargonium sidoides

Umckaloabo: Effektive Naturmedizin gegen Infekte

Arznei-Pflanzenteile: Wurzel
Wichtige Inhaltsstoffe: Phenolcarbonsäuren, Polyphenole,
Gerbstoffe, Flavonoide und Cumarine
Wichtige Wirkungen: stimulierend auf das Immunsystem
bei akuten Infekten, antiviral, antibakteriell, schleimlösend,
antientzündlich
Geschmack: bitter und zusammenziehend

Die Umckaloabo-Pflanze (*Pelargonium sidoides*) wird in der Naturmedizin des südafrikanischen Volks der Zulu schon lange bei Infekten der Atemwege eingesetzt. In Europa ist die Heilpflanze hingegen erst seit wenigen Jahrzehnten bekannt: Durch ihr Potenzial zur Bekämpfung von Krankheitskeimen, als Schleimlöser und zur Verkürzung der Krankheitsdauer wurde die Wirksamkeit der Heilpflanze in dieser Zeitspanne jedoch relativ gut erforscht. In Deutschland sind Auszüge aus der Umckaloabowurzel zur Behandlung von Entzündungen der Bronchien als Spezialextrakt EPs® 7630 zugelassen.

Wirksames Inhaltsstoffgemisch

Die Wirksamkeit der Umckaloabowurzel ist auf das Zusammenspiel der verschiedenen enthaltenen Inhaltsstoffe zurückzuführen, von denen ein Großteil sekundäre Pflanzenstoffe sind. Genauer handelt es sich um zwei Inhaltsstoffgruppen, die Phenolcarbonsäuren und Polyphenole heißen.

Ein Inhaltsstoff aus der Gruppe der Phenolcarbonsäuren ist die Gallussäure. Sie scheint maßgeblich an der immunstimulierenden Wirkung der Umckaloabo-Wurzel beteiligt zu sein. Aber auch den gespeicherten Cumarinen (ebenfalls sekundäre Pflanzenstoffe) kommt eine wichtige Rolle zu, da sie wahrscheinlich bakterielle und virale Erreger abwehren, die Atemwegserkrankungen auslösen.

Alarmbereitschaft des Immunsystems erhöhen

Nur nach dem Befall durch Viren in den Atemwegen versetzt der Pflanzenextrakt aus der Umckaloabowurzel das Immunsystem in Alarmbereitschaft, das legen zumindest die Ergebnisse aus Laboruntersuchungen nahe. In diesem Fall werden unspezifische Abwehrzellen aktiviert, unter anderem Makrophagen und Interferone vom Typ 1. Während Makrophagen Immunzellen sind, die Viren attackieren und zerstören, sind Interferone Eiweißstoffe oder zuckerhaltige Eiweißverbindungen, die das Immunsystem anregen und antivirale wie antitumorale Eigenschaften haben.

Der Pflanzenextrakt aktiviert also körpereigene Mechanismen, um sich schneller und intensiver von Erkältungsviren zu entledigen. Hat hingegen keine Infektion stattgefunden, aktiviert der Pflanzenextrakt das Immunsystem nicht, sodass es auch nicht unnötig in Alarmbereitschaft versetzt wird.

Getestet wurde der Pflanzenextrakt aus der Umckaloabowurzel bei Infektionen durch Rhinoviren (häufiges Erkältungsvirus). Ob der Extrakt auch bei anderen Viren wie z. B. dem SARS-Covid-19-Virus unterstützend wirkt, ist derzeit noch nicht bekannt (Stand November 2020).

Keine Andockmöglichkeit für Krankheitskeime

Bei einer Infektion durch Erkältungsviren aber auch durch Bakterien im Bereich des Munds und des Rachens, brauchen die Krankheitskeime eine Andockmöglichkeit, um sich anschließend vermehren zu können. Ergebnisse aus Laboruntersuchungen zeigten, dass der Extrakt aus der Umckaloabowurzel die Schleimhautbarriere schützt und stärkt, indem sie die Andockstellen herunterregulieren und gleichzeitig vermehrt Abwehrproteine bilden.

Schleimlösend bei festsitzendem Husten

Der gesamte Bronchialstammbaum ist mit Flimmerhärchen ausgestattet. Das sind mikroskopisch kleine Härchen, die Fremdstoffe in Richtung Mund aus den Atemwegen heraustransportieren. Der Extrakt der Umckaloabowurzel erhöht die „Schlagfrequenz" der Flimmerhärchen. Krankheitskeime, die im Bronchialschleim „verpackt" sind, werden in der Folge aus den Atemwegen heraus gefördert.

Wissenswert

Die Wirksamkeit des Umckaloabo-Wirkstoffs EPs® 7630 wurde in mehreren klinischen Studien am Menschen bestätigt. Eine Anerkennung als „allgemein anerkanntes Arzneimittel" steht aber noch aus. Das liegt darin, dass die Aussagekraft der vorliegenden Studien von einigen Wissenschaftler derzeit als zu gering angesehen wird. Weitere Untersuchungen müssen daher überzeugende Belege für die Wirksamkeit liefern.

Umckaloabowurzel als Arzneimittel

Extrakte aus der Umckaloabopflanze (auch Kapland-Pelargonie genannt) sind in Deutschland traditionell zur Behandlung von akuter Bronchitis (Entzündung der Bronchien) zugelassen. Sie kommen ausschließlich als Fertigarzneimittel zum Einsatz und können bereits bei Kleinkindern ab dem vollendeten 1. Lebensjahr angewendet werden. Der Einsatz und die Höhe der Dosierung sollte aber vorab mit der behandelnden Ärztin, dem Arzt oder einer Heilpraktiker*in besprochen werden.

Produktauswahl Umckaloabowurzel

Produkte mit Umckaloabo erhalten Sie ausschließlich in Apotheken.

Fertigarzneimittel: Umckaloabo® Tropfen, Umckaloabo® Saft für Kinder, Umckaloabo® Tabletten

Vorsicht! Die Einnahme vom Umckaloabo-Extrakt kann Magen-Darm-Beschwerden wie Sodbrennen und Durchfall auslösen. Auch eine Erhöhung der Leberwerte ist möglich. Selten kommt es zu leichten Blutungen des Zahnfleisches oder zu Nasenbluten. Auch wurden selten Überempfindlichkeitsreaktionen der Haut und Schleimhäute beobachtet (Juckreiz, Nesselsucht, Hautausschlag). In sehr seltenen Fällen kam es zu schweren allergischen Reaktionen (Schwellungen im Gesicht, Atemwege, Atemnot und Blutdruckabfall).

Menschen, die schon einmal überempfindlich auf den Wirkstoff reagiert haben, dürfen es nicht erneut einnehmen. Auch bei einer gesteigerten Blutungsneigung, der Einnahme von gerinnungshemmenden Medikamenten, Funktionsschwäche von Leber und Nieren, einer Erkrankung des Immunsystems oder bei Einnahme von Medikamenten, die die Abwehrkräfte unterdrücken sollen, darf der Pflanzenextrakt nicht eingenommen werden.

Sollten Sie nach Einnahme der Heilpflanzenextrakte Symptome wie Gelbfärbung der Haut und der Augen sowie dunklen Urin oder Oberbauchschmerzen und Appetitlosigkeit verspüren, muss die Einnahme umgehend eingestellt und ein Arzt benachrichtigt werden.

Schwangere und stillende Frauen sollten das Medikament nicht einnehmen. Der Grund für diese Empfehlung sind fehlende Unbedenklichkeitsuntersuchungen.

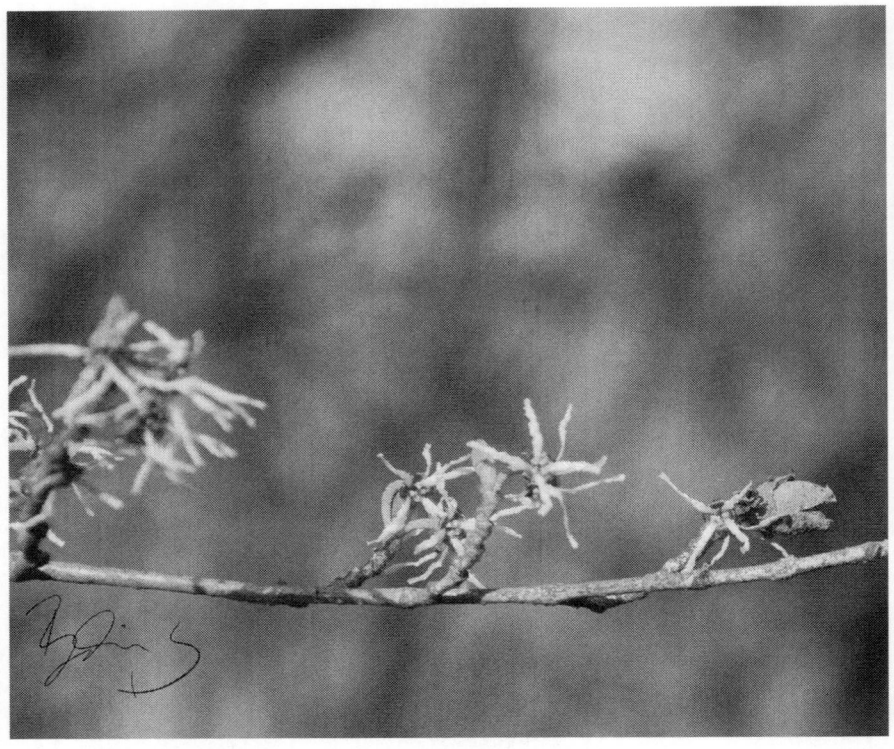

Hamamelis virginiana

Zaubernuss: Entzündungen lindern, die Abheilung fördern

Arznei-Pflanzenteile: Blätter, Rinde und Destillat aus Blättern und Rinde
Wichtige Inhaltsstoffe: Gerbstoffe, Flavonoide und ätherische Öle
Wichtige Wirkungen: schleimhautabdichtend, entzündungshemmend,
juckreizlindernd, wundheilungsfördernd, schmerzlindernd
Geschmack: bitter und zusammenziehend

Wer im Winter zwischen Ende Januar und Anfang März einen Spaziergang durch den botanischen Garten macht, kann die Blütenpracht der Zaubernuss (*Hamamelis virginiana*) bewundern. Zugegeben sind die gelben Blüten nicht besonders auffällig, aber sie spiegeln die Einzigartigkeit und die Widerstandsfähigkeit der Natur wider, denn der Baum blüht, wenn ringsherum noch alles karg und unbegrünt ist.

Für das Immunsystem sind die Extrakte aus den Blättern und der Rinde der Zaubernuss bei Erkrankungen der Haut nützlich, deren Ursache Entzündungen, Verletzungen und Verbrennungen sind.

Die Haut ist das flächenmäßig größte Organ und in ihr befinden sich Immunzellen. Sie können ihre Aufgaben am besten verrichten, wenn die Haut intakt ist. Hinzu kommt, dass jede Entzündung die Aktivität des Immunsystems erhöht. Geeignet sind die Pflanzenextrakte insbesondere für Menschen mit:

- **Autoimmunerkrankungen** wie Schuppenflechte, Lupus erythematodes oder Sklerodermie
- **Chronisch entzündliche Hauterkrankungen** wie Neurodermitis (atopisches Ekzem), Akne und Rosacea
- **Erweiterte Blutgefäße**, z. B. Hämorriden, kleine Krampfadern (Varizen)
- **Entzündungen der Mundhöhle** etwa durch Zahnfleischentzündungen, Erkältung oder Mangel an Speichel durch eine Krebsbehandlung im Bereich des Kopfes
- **Akuten Verletzungen und Entzündungen der Haut** wie z. B. leichter Sonnenbrand, Bluterguss, Schürfwunden und Insektenstiche

Wissenswert!

Eine Pflanze, unterschiedliche Bezeichnungen: Die Zaubernuss wird auf Deutsch auch als Zauberstrauch oder – abgeleitet vom botanischen Namen – als Hamamelis bezeichnet. Wenn von Arznei-Pflanzenteilen die Rede ist, dann wird üblicherweise von Hamamelis gesprochen, z. B. von Hamamelisrinde.

Wirksames Inhaltsstoffgemisch für eine gesunde Haut

Hamamelisblätter und Hamamelisrinde enthalten jeweils drei wirksame Inhaltsstoffgruppen, die besonders wichtig für deren Wirksamkeit sind. Dazu zählen:

- Gerbstoffe
- Flavonoide und
- Ätherische Öle

Während die Hamamelisblätter mehrheitlich sogenannte Catechingerbstoffe enthalten, sind es in der Rinde vor allem Gallotannine wie ⊠ und ⊠Hamamelitannine. Das Destillat aus den Blättern und der Rinde sind gerbstofffrei. Es enthält aber Flavonoide und ätherische Öle.

Die Haut abdichten und die Wundheilung fördern

Die Extrakte aus den Blättern und der Rinde wirken dreifach. Dabei geht die Hauptwirkung auf die enthaltenen Gerbstoffe zurück. Kommen sie mit Haut- oder Schleimhautoberflächen in Kontakt wirken sie zusammenziehend. In diesem Prozess reagieren die Gerbstoffe mit den Eiweißverbindungen auf der Haut und Schleimhaut, sodass sie deren Struktur verändern. Das Gute an dieser Reaktion ist, dass die Haut und die Schleimhaut Mithilfe der Gerbstoffe so eine Barriere bildet und die betroffenen Bereiche erst einmal abgedichtet sind. Die Wunde verschließt sich und Keimen wird der Nährboden entzogen. So können Wunde und entzündete Haut verheilen. In der Folge kann das Immunsystem seine Aktivität wieder normalisieren.

Die Bildung von Entzündungsbotenstoffen drosseln

Vermutlich hemmen die speziellen Gerbstoffverbindungen auch die Bildung von Entzündungsbotenstoffen, indem sie die körpereigene Produktion von Enzymen wie der Cyclooxygenase, kurz COX drosseln. Diese Enzyme dienen als Ausgangsmaterial zur Entstehung von Entzündungsbotenstoffen wie z. B. Prostaglandinen. Parallel leisten die Flavonoide einen Beitrag gegen die Entzündungsreaktion der Haut. Sie wirken durch ihre gefäßabdichtende Wirkung einerseits direkt bei Verletzungen der Haut und Schleimhäute und andererseits, indem die Flavonoide möglicherweise die Freisetzung von Histamin hemmen. Histamin ist ein Botenstoff, der etwa bei allergischen Reaktionen vermehrt freigesetzt wird und zu Gefäßweit-stellung, Schwellung und Juckreiz führt. Durch ihre antioxidativen Eigenschaften wirken die Flavonoide außerdem indirekt heilungsfördernd, weil sie eine Zell-schutzwirkung besitzen. Zu guter Letzt wirken die ätherischen Öle der Wirkstoffe schmerzlindernd und machen damit die Wirkung der Hamamelisblätter und deren Rinde zu einem perfekten Arzneimittel gegen chronische Hautentzündungen.

Wissenswert

In der Europäischen Union gibt es einen Expertenausschuss, der die Wirksamkeit pflanzlicher Arzneimittel prüft und bewertet (engl. Herbal Medicinal Product Committee, kurz HMPC). Je nach Stand des Wissens stufen Wissenschaftler z. B. aus den Bereichen Pharmazie, Medizin und Toxikologie die Wirksamkeit der Heilpflanze als „allgemein medizinisch anerkanntes Arzneimittel" oder als „traditionelles Arzneimittel" ein. Beispiele für allgemein medizinisch anerkannte Arzneimittel sind Indische Flohsamenschalen und Baldrian. Die Arznei-Pflanzenteile der Zaubernuss wurden als traditionelle Arzneimittel eingestuft. Das bedeutet, dass die Wissenschaftler die Wirksamkeit als plausibel einschätzen und dass die Einnahme von bestimmungsgemäßen Mengen keine Gefahr für die Gesundheit darstellt. Der endgültige Beweis für die Effektivität ist nach derzeitigem Kenntnisstand aber noch nicht gegeben. Die Wissenschaftler des HMPC bemängeln u. a., dass zu wenige große und vergleichende Studien vorliegen.

Hamamelisblätter und Hamamelisrinde als Arzneimittel

Extrakte aus der Zaubernuss sind in Deutschland traditionell zur Behandlung leichter Hautentzündungen, trockener Haut, von Symptomen durch Hämorrhoi-den und Entzündungen der Mund- und Rachenschleimhaut zugelassen.

Die Hamamelisblätter und die Hamamelisrinde können in Form von Tee, Tinktur, Auflage oder Bäder angewendet werden.

- **Tee:** Die Tagesdosis für getrocknete Hamamelisblätter oder Hamamelisrinde beträgt 5–10 g bei innerer Einnahme.

- **Bad:** Für die Zubereitung von Bädern liegt die Einzeldosis der Hamamelis-blätter bei 30 g, bei Hamamelisrinde sind es 20 g.

Produktauswahl Zaubernuss/Hamamelis

Produkte mit Hamamelis erhalten Sie in Apotheken, Reformhäusern und in Drogerien.

Tee: Hamamelisblätter Caelo®, Hamamelisblätter Klenk®, Hamamelisrinde Caelo®, Hamamelisrinde Klenk®

Fertigarzneimittel: Faktu® lind Salbe, Faktu® lind Zäpfchen, Hamasana® Hamamelis Salbe, Hamamelis Salbe 10 % Weleda®, Hametum® Hämorrhoidensalbe, Hametum® Wund- und Heilsalbe, remifemin® FeuchtCreme,

Medizinische Hautpflege: Hamamelisrindenwasser Caesar & Loretz®, Hamamelisspray Hecht Pharma®, Hamamelis Wasser Dr. Schlegel®

> **Vorsicht!** Extrakte aus Hamamelisblättern sollen frühestens ab dem 6. Lebensjahr und Hamamelisrinde ab dem 12. Lebensjahr angewendet werden. Grund für diese Empfehlung sind fehlende Unbedenklichkeitsuntersuchungen.

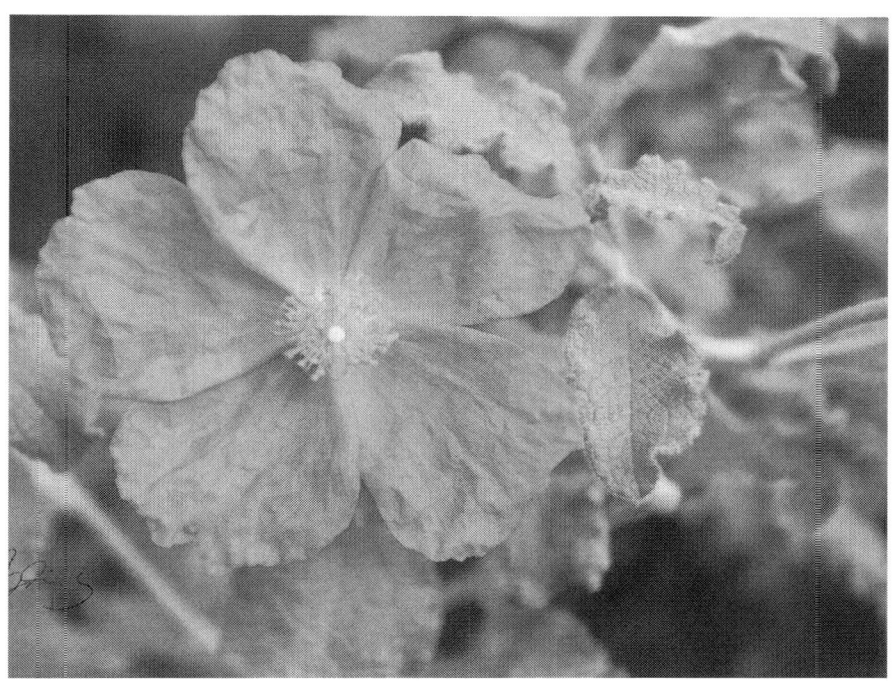

Cistus incanus

Zistrose:
Pflanzlicher Virenfänger

Arznei-Pflanzenteile: Kraut
Wichtige Inhaltsstoffe: Polyphenole, ätherische Öle, Gerbstoffe,
Glykoside
Wichtige Wirkungen: virostatisch, pilzhemmend, antibakteriell,
antioxidativ, wundheilungsfördernd, schwermetallausleitend,
juckreizstillend
Geschmack: bitter und zusammenziehend

Ob Borreliose-Bakterien, Erkältungsviren, Schleimhaut- und Hautwunden oder Schwermetallbelastung: Derzeit gibt es kaum eine Heilpflanze in deren Wirksamkeit so viel Hoffnung gelegt wird, wie in die Zistrose (*Cistus incanus, C. creticus*). Der im Mittelmeerraum beheimatete Strauch soll Viren, Bakterien und das Schwermetall Cadmium regelrecht „einfangen" und ausschalten können. Aber auch bei Reizungen im Mund- und Rachenraum kann der Pflanzenextrakt helfen.

Sekundäre Pflanzenstoffe mit Potenzial

Die Zistrose gehört zu den polyphenolreichsten Pflanzen der Welt. Polyphenole sind ein Oberbegriff für zellschützende Antioxidantien, und ihnen werden die zahlreichen gesundheitsfördernden Wirkungen der Zistrose zugeschrieben. Der durchschnittliche Polyphenolgehalt im Kraut beträgt 26 %, was dreimal mehr als Rotwein ist. Zu den wichtigsten Komponenten innerhalb der Polyphenole gehören Ellagitannine und kondensierte Gerbstoffe. Darüber hinaus enthält das Kraut ätherische Öle und Harze.

Zistrosenextrakte als pflanzlicher Virenhemmer

In Labor- und Tierversuchen konnte gezeigt werden, dass die Polyphenole es Viren und Bakterien erschweren, an Schleimhäuten anzudocken. Teilweise konnten diese Ergebnisse auch in Studien am Menschen beobachtet werden.

Genauer können die Auszüge aus dem Zistrosenkraut das Anhaften von Influenzaviren an den Schleimhäuten der Atemwege erschweren, indem die Inhaltsstoffe das Virus umschließen und so daran hindern, an die Zellen anzudocken und in sie einzudringen. Die Wirkungsweise der Polyphenole ist unspezifisch. Das heißt, dass sich die Pflanzenstoffe nicht gegen spezielle Viren richten, sondern universal wirken. Daher kann die Heilpflanze bei den laufend mutierenden und zunehmen resistenten Erkältungs- und Grippeviren eine unterstützende Behandlungsoption sein. Zumindest im Laborversuch erwies sich der Extrakt als wirksam.

Neuere Untersuchungen von Wissenschaftlerinnen am Helmholtz Zentrum in München liefern zudem Indizien dafür, dass der Zistrosenextrakt auch bei anderen Viruserkrankungen helfen könnte. Im Laborversuch stellte sich heraus, dass die Extrakte die Vermehrung von HI-Viren sowie Ebola- oder Marburg-Viren verhindern und so inaktivieren.

Der Wirkmechanismus ist derselbe wie bei anderen Viren: Der Extrakt blockiert das Andocken der Viren an den Zellen und bindet die Viruspartikel an sich. Dadurch kann eine Infektion verhindert werden. Weitere Studien müssen nun zeigen, ob der Extrakt auch am Menschen wirksam ist.

Es bleibt also festzuhalten, dass der Zistrosenextrakt Potenzial zur Vorbeugung von Virusinfekten hat. Endgültige Beweise für die Wirksamkeit stehen aber generell noch aus. Dennoch kann es bei erhöhter Infektanfälligkeit in der Erkältungssaison einen Versuch wert sein, vorbeugend einen Extrakt aus Zistrose anzuwenden.

Borreliose-Erreger mit Zistrosenkraut bekämpfen

Borreliose-Erreger (Borrelien) können durch einen Zeckenstich auf den Menschen übertragen werden. Dabei handelt es sich um schraubenförmige Bakterien, die zum Beispiel großflächige Hautrötungen, grippeähnliche Symptome bis hin zu Lähmungen auslösen können. Die gefürchtete Krankheit heißt Borreliose.

Patientenberichte lieferten erste Hinweise dafür, dass das Harz aus der Zistrose den Erreger eindämmt. Dieses Erfahrungswissen wurde nun in Laboruntersuchungen geprüft. Es zeigte sich, dass die Borreliose-Bakterien tatsächlich empfindsam auf die Manoyloxide im Harz reagieren. Weitere Untersuchungen müssen nun Aufschluss darüber liefern, ob die Zistrose die Krankheit beim Menschen zurückdrängen kann.

> **Achtung**
>
> Zur Vorbeugung und Behandlung vieler Beschwerden werden wässrige oder alkoholische Auszüge der Zistrose eingesetzt. In der unterstützenden Therapie der Borreliose ist dies aber nicht der Fall, hier wird ausschließlich das Harz angewendet.

Schleimhäute im Mund- und Rachenraum schützen

Die erste Schranke für Krankheitskeime wie Viren und Bakterien sind die Schleimhäute im Mund- und Rachenraum. Auch die Haut ist ein wichtiges Organ zur Abwehr von Erregern.

Für die Linderung von Schleimhautreizungen im Mund und Rachenraum ist die Zistrose als traditionelles Arzneimittel anerkannt. Durch seine hohe Konzentration an schleimhautabdichtenden Gerbstoffen, fördert es die Abwehr von Bakterien und Viren. Zudem verschließen sich wunde Stellen schneller, sodass das darunter liegende Gewebe schneller verheilen kann.

Aus diesen Gründen wird der Zistrosenextrakt bei vielen entzündlichen Hauterkrankungen eingesetzt, darunter Akne, Neurodermitis (atopisches Ekzem), Hämorrhoiden und Wundliegen mit Geschwürbildung der Haut durch Druckeinwirkung (Dekubitus).

Im Magen-Darm-Trakt können sie zudem bestimmte Schwermetalle an sich binden und deren Ausscheidung fördern.

Zistrosenkraut als Arzneimittel und Lebensmittel

Extrakte aus der Zistrose sind in Deutschland traditionell zur Behandlung von Reizungen der Mund- und Rachenschleimhaut zugelassen. Zudem sind Präparate in Form von Nahrungsergänzungsmitteln erhältlich, die aber nicht dieselben Qualitätsanforderungen erfüllen müssen, wie dies bei Arzneimitteln der Fall ist. Greifen Sie daher bevorzugt zu einem Fertigarzneimittel oder einem Tee mit Arzneimittelqualität. So verringern Sie auch die Gefahr einer möglichen Schadstoffbelastung.

Das Zistrosenkraut kann in Form von Tee, Tinktur, Auflage oder Lutschtabletten angewendet werden.

- **Tee:** Die Tagesdosis für getrocknetes Zistrosenkraut beträgt für Erwachsene zwischen 3–6 g, verteilt auf 2–3 Einzeldosen à 1,5 g.

Produktauswahl Zistrose

Produkte mit Zistrose erhalten Sie in Apotheken, Reformhäusern, Drogerien und im Lebensmitteleinzelhandel.

Tee: Dr. Pandalis Tee® Cistus Incanus Bio, Aurica® Cistus Incanus Tee, Zistrosenkraut geschnitten Klenk®

Fertigarzneimittel: Cystus Pandalis® Lutschtabletten,

Nahrungsergänzung: Zistrosenkraut Biotiva, Alpenkraft® Cistus-Tropfen, Zirkulin® Cistus Infektabwehr

Vorsicht! Durch den hohen Anteil wirksamer Polyphenole sollten Zistrosen-Produkte vorsichtshalber nicht zusammen mit anderen Medikamenten eingenommen werden. Zwischen den Einnahmen sollten idealerweise ein bis zwei Stunden liegen. Extrakte aus Zistrosenkraut sollen während der Schwangerschaft und Stillzeit aufgrund fehlender Unbedenklichkeitsuntersuchungen nur nach Rücksprache mit Ihrer Ärztin oder Heilpraktikerin angewendet werden.

3 Teil: Heilpflanzenrezepte für das Immunsystem

Heilpflanzen für ein starkes Immunsystem werden wahlweise zur Vorbeugung, Linderung oder Heilung von Krankheiten eingesetzt. Richtig zubereitet entfalten sie erstaunliche Eigenschaften und stärken die Abwehrkräfte. Durch ihre volle Wirkkraft stärken sie den Körper und den Geist.

Grundrezepte: Die wichtigsten Zubereitungen

Nach der Ernte werden Heilpflanzen weiterverarbeitet und frisch eingesetzt oder zum Haltbarmachen getrocknet. Für die Zubereitung spielen die Eigenschaften der Pflanzen, ihr Zusammenspiel mit anderen Substanzen und die individuell richtige Anwendung beim Menschen eine Rolle.

Heilpflanzen für ein starkes Immunsystem lassen sich vielfältig einsetzen. Sie können beispielsweise als Zubereitung aus einer frischen Pflanze, als ganze Pflanze mit allen Bestandteilen oder nur in Teilen zubereitet werden.

In der Heilpflanzenkunde werden oberirdische Pflanzenteile zumeist als Kraut bezeichnet. Wenn beispielsweise von Zistrosen*kraut* oder Purpursonnenhut*kraut* die Rede ist, dann sind damit Blüten, Blätter und Stängel der Pflanze gemeint. Die Verwendung von einzelnen Pflanzenteilen wie Blüten, Blätter, Wurzeln, Samen oder Früchte, ist ebenfalls gängig. Beispiele hierfür sind Lindenblüten, Melissenblätter, Umckaloabowurzel, Flohsamen und Aroniabeeren.

Auch eine Pulverisierung wie bei vermahlenen Flohsamenschalen und die Herstellung von Trockenauszügen aus den Heilpflanzen ist möglich. Einige Heilpflanzen wie Aroniabeeren und Leinsamen können auch pur eingenommen werden. Am häufigsten aber werden Heilpflanzen in Form von Zubereitungen angewendet. Zu den gängigsten gehören Tees, Abkochungen, Kaltwasserauszüge und Tinkturen. Heilpflanzen-Zubereitungen werden stets ganz individuell dosiert. Unterschiede in der Zubereitung erfolgen nach Art des Auszuges und dem Auszugsmittel.

Presssäfte

Beeren, Blüten und Blätter eignen sich sehr gut zur Herstellung von Presssäften. Erntefrische Aroniabeeren oder Heidelbeeren werden mit der Hand oder mit einer Küchenmaschine zerkleinert und durch ein sauberes Tuch gepresst. Die Rückstände sollten erneut mit etwas Wasser angefeuchtet und nochmals ausgedrückt werden. Selbstgemachte Presssäfte sollten am besten sofort oder innerhalb weniger Stunden eingenommen werden. Sie haben einen sehr hohen Wirkstoff- und Nährstoffgehalt, sind aber nicht haltbar.

Auszugsöl

Frische und getrocknete Heilpflanzen geben ihre fettlöslichen Inhaltsstoffe an Öle frei. Extrakte aus Melissenblättern oder Thymian verleihen Speiseölen wie Raps- oder Olivenöl nicht nur einen gesundheitlichen Mehrwert sondern auch eine ganz eigene Geschmacksnote. Für die äußere Anwendung sind pflegendes Mandel- oder Aprikosenkernöl ebenfalls gut für die Herstellung eines Auszugsöls geeignet. Dazu gibt man je nach Rezeptur ganze oder zerkleinerte Pflanzen in ein Gefäß und füllt es mit dem entsprechenden Öl auf. Es sollte gut verschlossen, beschriftet und bei Zimmertemperatur aufbewahrt werden.

Abkochungen

Wurzeln, Rinden und Holz geben ihre Wirkstoffe nur schwer ab. Aus Pflanzenteilen mit einer harten Konsistenz werden daher Abkochungen hergestellt, auch als Dekokt bezeichnet. Um eine Abkochung herzustellen, wird das Pflanzenteil, beispielsweise die Taigawurzel, Ginsengwurzel oder Schlafbeerenwurzel, mit kaltem Wasser angesetzt, dann langsam erhitzt, kurz aufgekocht und nach einer kurzen Stehzeit abgeseiht. Abkochungen eignen sich für die sofortige Anwendung. Ein Vorteil von Abkochungen besteht darin, dass sie sich für den Tag vorbereiten lassen, da sie nach dem Erkalten wieder aufgewärmt werden können. Dadurch können sie mit wenig Aufwand über den Tag verteilt eingenommen werden.

Teeaufguss

Der wohltuende Teeaufguss ist die gängigste Form der Zubereitung in der angewandten Heilpflanzenkunde. Er eignet sich für einzelne Pflanzenteile wie Blüten oder Blätter und für Teemischungen (Kombinationen). Ob Holunderblüten, Ingwerwurzel oder Zistrosenkraut – die Wirkstoffe werden mit kochendem Wasser übergossen, fünf bis zehn Minuten zugedeckt stehen gelassen und abgeseiht. Ein Teeaufguss wird üblicherweise frisch zubereitet genossen, weil mit dieser Zubereitungsart oftmals ätherische Öle freigesetzt werden, die sich mit der Zeit verflüchtigen.

Kaltwasserauszug

Indische Flohsamenschalen und Leinsamen werden wegen ihres hohen Schleimstoffanteils (bzw. Ballaststoffanteils) medizinisch als Kaltwasserauszug zubereitet. In pharmazeutischen Kreisen wird der Kaltwasserauszug oft als Mazerat bezeichnet. Er eignet sich immer dann, wenn ein Wirkstoff erst im Körper quellen soll oder sich die Wirkstoffe langsam und bei Zimmertemperatur aus dem Pflanzenteil lösen. Leinsamen können beispielsweise direkt eingenommen oder mit 20 °C warmem Wasser übergossen und unter gelegentlichem Umrühren etwa 30 Minuten lang bei Raumtemperatur stehen gelassen werden. Der entstandene Brei wird dann äußerlich zur Entzündungslinderung angewandt. Manche Pflanzen werden auch für sechs bis zehn Stunden angesetzt. Je nach Wirkstoff wird dieser abgesiebt oder mitverzehrt, kalt oder aufgewärmt genossen.

Milchabkochung

Bestimmte Heilpflanzen wie die Schlafbeere werden traditionell als Milchabkochung angewendet. Diese Zubereitungen sind besonders nahrhaft. Zusammen mit Milch, Wasser und den Pflanzenbestandteilen wird die Mischung so lange gekocht, bis etwa die Hälfte der Flüssigkeit verdampft ist. Dadurch soll die Milch die Wirkstoffe der Pflanze aufnehmen. Anschließend wird die Milchabkochung heiß und bei Bedarf gesüßt getrunken.

Tinktur

Praktisch alle Heilpflanzen können auch als Tinktur zubereitet werden. Tinkturen sind Pflanzenauszüge in alkoholischen Lösungen. Sie werden oftmals im Verhältnis 1:5 oder 1:10 angesetzt, wobei jede Tinktur-Rezeptur immer individuell erfolgt. Im Normalfall werden frische oder getrocknete Heilpflanzenteile mit 50- bis 70-prozentigen Alkohol angesetzt und bei Zimmertemperatur und vor direktem Sonnenlicht geschützt aufbewahrt. Eine Tinktur sollte täglich mehrmals geschüttelt werden bis die Pflanzenteile nach 10 bis 14 Tagen durch ein Sieb abgefiltert werden. Um die Tinktur vor UV-Strahlung zu schützen, sollte sie in einem Braunglasgefäß mit Schraubverschluss und mit Name und Herstellungsdatum beschriftet aufbewahrt werden.

Inhalation

Insbesondere Heilpflanzen für ein starkes Immunsystem wie Eukalyptusblätter und Thymian sind reich an ätherischen Ölen. Dadurch eignen sie sich zur Inhalation. In einer flachen Schüssel werden vier bis sechs Esslöffel der frischen oder getrockneten Pflanzenteile mit einem Liter kochendem Wasser übergossen. Die aufsteigenden Dämpfe werden eingeatmet indem man sich tief über die Schüssel beugt und den Kopf mit einem Handtuch bedeckt, damit die Dämpfe nicht allzu schnell entweichen. Die Inhalation sollte so lange erfolgen, bis das Wasser erkaltet.

Abwehrkräfte stärken – Hilfe bei Infekten und wiederkehrenden Krankheiten des Immunsystems

Um das Immunsystem und den Stoffwechsel vor Abwehrschwäche, Erkältungen und einer Verschlimmerung chronischer Entzündungen zu unterstützen, helfen Heilpflanzen dabei, das Immunsystem zu unterstützen. Zudem können sie die Genesung beschleunigen und dabei helfen, Wetterumstellungen zu trotzen.

DIE ATEMWEGE ENTLASTEN MIT BRUNNENKRESSE

Zutaten für 1 Portion:

2,0 g (1 TL) getrocknetes Brunnenkressekraut

Zubereitung:

- Das Kraut lose oder in einem Teefilter in eine Tasse füllen und mit 150 ml kochend heißem Wasser überbrühen.
- Den Tee 10 Minuten zugedeckt ruhen lassen, dann das Kraut abseihen oder den Teefilter mit dem Brunnenkressekraut herausnehmen. Den Tee in kleinen Schlucken trinken.

Zubereitungszeit: 12 Minuten

Für eine schnellere Abheilung bei Bronchitis und Husten täglich 1–3 Tassen Tee mit Brunnenkresse trinken.

ZISTROSENTEE FÜR GESCHÜTZTE SCHLEIMHÄUTE

Zutaten für 1 Portion:

2,0 g(1 TL) getrocknetes Zistrosenkraut

Zubereitung:

- Das Kraut lose oder in einem Teefilter in eine Tasse füllen und mit 250 ml Wasser zum Kochen bringen.
- Fünf Minuten zugedeckt köcheln lassen, dann das Kraut abseihen oder den Teefilter mit dem Zistrosenkraut herausnehmen. Den Tee in kleinen Schlucken trinken.

Zubereitungszeit: 17 Minuten

Für geschützte Schleimhäute und zur Wundheilungsförderung im Mund und Rachen. Täglich 2–3 Tassen Zistrosenkraut-Tee trinken.

TAIGAWURZELTINKTUR ZUR INFEKTABWEHR

Zutaten für 8–20 Portionen

10 g getrocknete Taigawurzel
100 ml hochprozentiger Alkohol (mind. 50 %)

Zubereitung:

- Die Wurzeln in eine beschriftete Braunglasflasche geben und mit Alkohol auffüllen.
- Den Ansatz verschließen und 6 Wochen ausziehen lassen. Täglich schütteln.
- Die Wurzeln durch ein feines Sieb abfiltern, danach die Tinktur zurück in die Flasche füllen. Maximal 1 Jahr aufbewahren.

Zubereitungszeit für den Ansatz: 10 Minuten

Stärkt die körpereigenen Abwehrkräfte und die körperliche Leistungsfähigkeit. Für 3 Monate täglich 1–3 TL der Tinktur einnehmen, danach eine Anwendungspause von 2–3 Monaten durchführen.

KAMILLENBLÜTEN INHALATION FÜR FREIE ATEMWEGE

Zutaten für 1 Portion:

2–4 g (1–4 TL) getrocknete Kamillenblüten
300–1000 ml Wasser

Zubereitung:

- Die Kamillenblüten lose oder in einem Teefilter in einen Topf füllen und mit dem kochend heißen Wasser überbrühen.
- Den Auszug 10 Minuten zugedeckt ziehen lassen, dann die Blüten abseihen oder den Teefilter entfernen.
- Den leicht erkalteten Sud in eine größere Schüssel geben.
- Ein Handtuch über den Kopf legen und die wohltuenden Dämpfe tief einatmen, bis das Inhalat erkaltet.

Zubereitungszeit: 15 Minuten

Wirkt antibakteriell und mildert Entzündungen in den Atemwegen ab. Bei Bedarf täglich bis zu 4-mal wiederholen.

Tipp

Wer lieber mit Kamillenblütenöl inhalieren möchte, gibt 2–4 Tropfen des ätherischen Öls direkt in eine Schüssel. Die Anwendung erfolgt identisch wie mit Kamillenblüten.

PURPURSONNENHUTKRAUT-PRESSSAFT ZUR VORBEUGUNG VON ERKÄLTUNGEN UND BLASENENTZÜNDUNG

Zutaten für 1 Portion:

1/2 TL (2,5 ml) Purpursonnenhut-Presssaft

Zubereitung:

• Den Presssaft auf einen Löffel geben und einnehmen

Zubereitungszeit: 1 Minute

Zur Infektvorbeugung von Erkältungen und Blasenentzündung und zur Behandlung von Erkältungen täglich 2 Portionen des Presssaftes einnehmen.

Tipp

Der Presssaft kann auch in kalten Speisen untergerührt werden, z. B. Joghurt.

ERKÄLTUNGSTEE

Zutaten für 30 Portionen:

30 g Holunderblüten
30 g Mädesüßblüten oder Mädesüßkraut
20 g Kamillenblüten
10 g Thymiankraut

Zubereitung:

- Alle Zutaten vermischen und den Vorrat für die 30 Portionen in einer beschrifteten Teedose aufbewahren.
- Für 1 Teeportion 1 gehäuften TL der Mischung pur oder in einem Teesieb mit 150 ml heißem Wasser übergießen. 10 Minuten zugedeckt ziehen lassen, dann abseihen oder das Teesieb herausnehmen.

Zubereitungszeit für eine Portion: 12–15 Minuten

Bei den ersten Anzeichen eines Schnupfens anwenden oder zur Unterstützung der Abheilung von Schnupfen und Erkältungen. Der Erkältungstee sollte 3-mal täglich getrunken werden.

Tipp
Sie können sich Teemischungen nach Vorlage in Ihrer Apotheke mischen lassen.

Hohe Widerstandsfähigkeit – Gesunderhaltungs- und Selbstheilungskräfte aktivieren

Adaptogene und Heilpflanzen, die das Immunsystem unterstützen, helfen dabei, Stressoren leichter abzuwehren, Belastungssituationen besser bewältigen zu können und dem Körper bei den ersten Symptomen einer Infektionskrankheit die notwendige Unterstützung zu liefern, um sich effektiv gegen die Krankheitskeime wehren zu können.

EUKALYPTUSTEE BEI DEN ERSTEN ERKÄLTUNGSZEICHEN

Zutaten für 1 Portion:

1 TL (2,0 g) getrocknete Eukalyptusblätter

Zubereitung:

- Die Eukalyptusblätter lose oder in einem Teefilter in eine Tasse füllen und mit 150 ml kochend heißem Wasser überbrühen.
- Den Tee 5–10 Minuten zugedeckt ziehen lassen, dann die Blätter abseihen oder den Teefilter mit den Eukalyptusblättern herausnehmen und den Tee in kleinen Schlucken trinken.

Zubereitungszeit: 12 Minute

Fördert das Wohlbefinden und lindert erste Anzeichen einer Erkältung. Täglich 2–3 Tassen Eukalyptusblättertee trinken.

INDISCHE FLOHSAMENSCHALEN IN WASSER – DIE KLASSISCHE ANWENDUNG

Zutaten für 1 Portion:

1-2 EL (3–6 g) Indische Flohsamenschalen (Apothekenqualität)
500 ml Wasser

Zubereitung:

• Die Indischen Flohsamenschalen in 200 ml Wasser einrühren. Nach einer Minute (spätestens nach zwei Minuten) trinken.

Zubereitungszeit: 1 Minute

Medizinische und schnelle Anwendung der Indischen Flohsamenschalen. Eignet sich in Zeiten der Symptomfreiheit von entzündlichen Darmerkrankungen wie Colitis ulcerosa. Bei anderen Autoimmunerkrankungen, zum Beispiel Schuppenflechte oder rheumatische Krankheiten, können die Indischen Flohsamenschalen auch während der akuten Krankheitsphase eingenommen werden. Täglich 2–4 Portionen einnehmen.

DINKELMUS MIT INGWER, POMERANZEN UND FLOHSAMEN

Zutaten für 4 Portionen

500 g Dinkelschrot oder Dinkelgrütze
1200 ml Wasser
2 Äpfel
1 TL Ingwer
1 TL Pomeranzenschalen
1,5 TL Zimt
2 TL Honig
2 TL Mandeln, gehackt
2 TL Flohsamen

Zubereitung

- Den Dinkel unter ständigem Rühren im Wasser kochen, bis dieser eine weiche Konsistenz erreicht hat (10–20 Minuten).
- Parallel die Äpfel schälen, entkernen und würfeln. Die Gewürze (Ingwer, Pomeranze und Zimt) hinzufügen und das Ganze bei schwacher Hitze so lange köcheln lassen, bis die Äpfel weich sind.
- Das Dinkelmus mit den Mandeln und den Indischen Flohsamen bestreuen. Heiß oder kalt servieren.

Zubereitungszeit: 25 Minuten

Das Dinkelmus lässt sich gut vorbereiten und kann in verschließbaren Gläsern etwa zur Arbeit oder in die Schule mitgenommen werden. Passt prima als Frühstück oder für zwischendurch.

FITNESSFRÜHSTÜCK FÜR DEN DARM

Zutaten für 1 Portion

50 g feine Haferflocken
200 ml Wasser
1 Banane
150 g Pflanzenjoghurt
1 EL Leinsamen
1–2 TL Flohsamenschalen

Zubereitung

- In einem kleinen Topf das Wasser zusammen mit den feinen Haferflocken zum Kochen bringen. Den Topf von der Herdplatte nehmen und die Haferflocken 2 Minuten quellen lassen.
- Zwischenzeitlich die Banane auf einem tiefen Teller mit einer Gabel zerdrücken und mit Joghurt verrühren. Gekochte Haferflocken, Leinsamen und Flohsamenschalen dazugeben und alles vermischen.

Zubereitungszeit: 10 Minuten

Am besten sofort genießen.

Tipps

Flohsamenschalen, Leinsamen und Haferflocken sind besonders reich an
wasserlöslichen Ballaststoffen. Das heißt, dass diese Ballaststoffe in Wasser
zu einer gelartigen Mischung werden. Wasserlösliche Ballaststoffe haben den
Vorteil, dass sie deutlich weniger Blähungen verursachen als wasser*unlösliche*
Ballaststoffe, die bevorzugt in Vollkornbrot oder Kleie enthalten sind.
Flohsamenschalen und Leinsamen quellen besonders gut in Wasser auf
und weniger gut in Milch oder in Milchprodukten. Wenn Ihr Darm zu
Entzündungen oder Trägheit neigt, sollte das Frühstücksmüsli mit Wasser
oder pflanzlichem Milchersatz wie Reis-Getränk zubereitet werden.

TAIGAWURZELTEE ZUR VORBEUGUNG VON ERKÄLTUNGSZEICHEN

Zutaten für 1 Portion:

1 TL (1,0 g) getrocknete Taigawurzel

Zubereitung:

- Die Taigawurzel lose oder in einem Teefilter in eine Tasse füllen und mit 150 ml kochend heißem Wasser überbrühen.
- Den Tee 10 Minuten zugedeckt ziehen lassen, dann die Wurzel abseihen oder den Teefilter mit der Taigawurzel herausnehmen und den Tee in kleinen Schlucken trinken.

Zubereitungszeit: 12 Minuten

Zur Erkältungsvorbeugung täglich 1–3 Tassen Taigawurzeltee trinken. Nach 3 Monaten eine Anwendungspause von 2–3 Monaten einlegen.

TAIGAWURZELMILCH FÜR EIN STARKES IMMUNSYSTEM

Zutaten für 1 Portion:

200 ml Milch oder Pflanzendrink
200 ml Wasser
1–2 g getrocknete und gepulverte Taigawurzel

Zubereitung:

• Milch oder Pflanzendrink zusammen mit Wasser und gepulverten Taigawurzel in einem Topf vermischen und kurz aufkochen.

• Die Hitze herabsetzen und den Ansatz 10 Minuten ohne Deckel köcheln lassen, damit die Flüssigkeit verdampfen kann.

• Die Wurzel im Sud lassen und zusammen mit der Milch einnehmen.

Zubereitungszeit: 15 Minuten

Steigert die Widerstandskräfte gegenüber Infekten und kann zur Unterstützung bei Erkältungs- und Grippesymptomen eingenommen werden – am besten abends, vor dem Zubettgehen. Bis zu 3 Monate täglich 1 Portion Taigawurzelmilch trinken. Danach eine Anwendungspause für 2–3 Monate durchführen.

SCHLAFBEERENMILCH ZUR INFEKTVORBEUGUNG MIT INGWER

Zutaten für 1 Portion:

200 ml Milch oder Pflanzendrink

200 ml Wasser

2 g gepulverte Schlafbeerenwurzel

2 g getrocknete und gemahlene Ingwerwurzel

Zubereitung:

- Milch oder Pflanzendrink zusammen mit Wasser und gepulverter Schlafbeere und Ingwer in einem Topf vermischen und kurz aufkochen.
- Die Hitze herabsetzen und den Ansatz 20 Minuten ohne Deckel köcheln lassen, damit die Flüssigkeit verdampfen kann.
- Das Kraut durch einen Tee- oder Kaffeefilter absieben.

Zubereitungszeit: 25 Minuten

Bei Beginn der „Erkältungssaison" oder den ersten Anzeichen von Schnupfen- oder Erkältungssymptomen anwenden. Täglich 1 Becher der Kräutermilch trinken, am besten vor dem Zubettgehen.

KRAFTTEE MIT GINSENGWURZEL BEI ERKÄLTUNGSZEICHEN

Zutaten für 1 Portion:

1 TL (1,0 g) getrocknete Ginsengwurzel

Zubereitung:

- Die Ginsengwurzel lose oder in einem Teefilter in eine Tasse füllen und mit 150 ml kochend heißem Wasser überbrühen.
- Den Tee 5–10 Minuten zugedeckt ziehen lassen, dann die Wurzel abseihen oder den Teefilter mit der Wurzel herausnehmen und den Tee in kleinen Schlucken trinken.

Zubereitungszeit: 12 Minuten

Zur Stärkung der Abwehrkräfte täglich 1–2 Tassen Ginsengwurzeltee trinken. Nach 3 Monaten eine Anwendungspause von 2–3 Monaten einlegen.

WURZELABKOCHUNG MIT GINSENG, TAIGAWURZEL UND ROSENWURZEL

Zutaten für 30 Portionen

20 g Ginsengwurzel
20 g Taigawurzel
20 g Rosenwurzwurzelstock

Zubereitung

- Die getrockneten und geschnittenen Wurzeln vermischen und in ein beschriftetes, dunkles Gefäß füllen.
- Für 1 Portion 1 Teelöffel der Mischung mit 250 ml Wasser übergießen und kurz zum Kochen bringen, danach den Herd ausstellen.
- Die Abkochung 15 bis 20 Minuten zugedeckt ziehen lassen. Die Wurzeln durch ein Teesieb oder Kaffeefilter abseihen.

Zubereitungszeit: 25 Minuten

Unterstützt die Abwehrkräfte und wirkt ausgleichend bei Stress und Nervosität. 3-mal täglich über den Tag verteilt jeweils 1 Tasse trinken. Die Teemischung sollte regelmäßig über einen Zeitraum von mindestens 8 Wochen genossen werden.

Krankheitskeime abwehren – Bakterien, Viren und Pilzen keine Chance geben

Manchmal bedarf es der wehrhaften Eigenschaften von Heilpflanzen, um krankmachende Bakterien, Viren und Pilze in die Schranken zu weisen. Dazu entziehen die Heilpflanzen-Inhaltsstoffe den Keimen wahlweise den Nährboden oder sie zerstören ihre lebenswichtigen Zellstrukturen. Wieder andere Heilpflanzen greifen in die Erbsubstanz der Mikroorganismen ein.

KLASSISCHER INFUS MIT EUKALYPTUSÖL

Zutaten für 1 Portion:

2–6 Tropfen Eukalyptusöl
1 Stückchen Würfelzucker

Zubereitung:

- Das Eukalyptusöl auf den Würfelzucker topfen und auf der Zunge zergehen lassen.

Zubereitungszeit: 1 Minute

Drängt Krankheitserreger in den Atemwegen zurück und regt die Immunabwehr an. Täglich 1–4 Portionen einnehmen.

Tipp

Wer das Eukalyptusöl nicht auf Zucker einnehmen möchte, kann es zusammen mit warmem Wasser einnehmen. Alternativ kann es auch in Naturjoghurt oder einen Pflanzenjoghurt eingerührt und dann verzehrt werden.

FLOHSAMEN IN WASSER – DIE KLASSISCHE ANWENDUNG

Zutaten für 1 Portion:

1–2 TL (6–12 g) Flohsamen (Apothekenqualität)
500 ml Wasser

Zubereitung:

- Die Flohsamen in 200 ml Wasser einrühren. Nach einer Minute (spätestens nach zwei Minuten) trinken.
- Anschließend 300 ml Wasser nachtrinken. Täglich 2–4 Portionen einnehmen.

Zubereitungszeit: 1 Minute

Rezept für die medizinische und schnelle Anwendung von Flohsamen. Hilft dabei, die gesunde Darmflora zu stärken und ungesunde Bakterien in Schach zu halten.

LEINSAMEN IN WASSER – DIE KLASSISCHE ANWENDUNG

Zutaten für 1 Portion:

1 EL (15 g) Leinsamen, ganz oder geschrotet (Apothekenqualität)
500 ml Wasser

Zubereitung:

- Die Leinsamen in 150-200 ml stilles, kaltes Wasser einrühren.
- Nach einer Minute (spätestens nach zwei Minuten) trinken. Anschließend 1–2 Gläser kohlensäurefreies Wasser nachtrinken. Täglich bis zu 3 Portionen einnehmen.

Zubereitungszeit: 1 Minute

Dieses schnelle Rezept entspricht der medizinischen Anwendung von Leinsamen. Die goldenen oder braunen Samen stärken die gesunde Darmflora und helfen dabei, ungesunde Bakterien einzudämmen.

CHINAKOHLSALAT MIT LEINSAMEN FÜR EINEN FLACHEN BAUCH

Zutaten für 4 Portionen

300–400 g Chinakohl
4 Scheiben magerer, roher Schinken
150–200 g Lupinen- oder Sojajoghurt
20 ml Pflanzendrink (Milchersatz), z. B. aus Hafer, Mandel oder Soja
Zitronensaft
Jodsalz
Pfeffer
4 TL Leinsamen

Zubereitung:

- Chinakohl vierteln, in Scheiben schneiden und in einen Durchschlag (Sieb) geben.
- Den Kohl waschen und ggf. weitere Stängel entfernen. Schinken in Streifen schneiden.
- Aus Pflanzenjoghurt, Pflanzendrink, Zitronensaft und Gewürzen eine Salatsoße zubereiten. Anschließend mit dem Chinakohl und den Schinkenstreifen vermischen. Die Leinsamen als Topping über den Salat geben.

Leckeres Salatrezept für den späten Sommer oder Herbst.

Tipp

Der Chinakohlsalat kann selbstverständlich auch mit tierischer Milch z. B. von der Kuh oder der Ziege zubereitet werden. Das Quellvermögen der Leinsamen kann hierdurch allerdings beeinträchtigt werden.

MELISSENSAFT GEGEN LIPPENHERPES

Zutaten für 1 Portion:

Frische Melissenpflanzen

Zubereitung:

- Junge Blätter einer Melissenpflanze ernten. Zwischen den Fingern zerreiben und die heraustretende Flüssigkeit direkt auf die betroffene Stelle träufeln. Alternativ den Melissensaft auf ein Wattestäbchen geben und dann auf die Stelle auftragen.
- Bei direktem Kontakt mit der Haut die Melissenblätter oder das Wattestäbchen entsorgen. Wegen des Virenkontaktes nicht wiederverwenden.

Zubereitungszeit: 1 Minute

Schnelle und einfache Hilfe bei den ersten Zeichen von Lippenherpes.

MEERRETTICH BROTAUFSTRICH

Zutaten für 12 Portionen:

250 g Meerrettichwurzel
1 große Zwiebel
2 Esslöffel Rapsöl
3 Esslöffel Tomatenmark
1 Esslöffel Senf
½ Teelöffel Paprikapulver
1 Messerspitze Piment, gemahlen
Salz
Pfeffer

Zubereitung:

* Den Meerrettich schälen und fein raspeln. Die Zwiebel ebenfalls fein raspeln oder sehr fein schneiden.

* Den Meerrettich und die zerkleinerte Zwiebel in einer Schüssel mit Öl, Senf, Tomatenmark und den Gewürzen vermengen. Sehr kräftig mit Salz und Pfeffer abschmecken.

* Die Masse sollte jetzt mindestens 10–12 Stunden durchziehen, damit der Meerrettich seine Schärfe verliert und sich die Aromen miteinander verbinden. Am besten schon am Vortag zubereiten. Wenn der Meerrettich nicht lange genug gezogen hat, schmeckt der Brotaufstrich für manche Personen unangenehm scharf. Die Schärfe und der Meerrettichgeschmack reduzieren sich während der Ziehzeit.

Zubereitungszeit: 15 Minuten, Ruhezeit: 10–12 Stunden

Meerrettich ist ein natürliches Antibiotikum. Bei Tisch wird die Masse auf Brötchenhälften gestrichen und nach Wunsch mit Zwiebelringen und sauren Gurken belegt.

Vorsicht

Die Meerrettichwurzel enthält reichlich Senföl, die bei der Herstellung von Zubereitungen reizend auf die Haut und die Schleimhäute wirken können. Tragen Sie am besten Handschuhe und gegeben falls einen Mundschutz bei der Zubereitung.

SCHARFES SPEISEÖL MIT MEERRETTICH UND KAPUZINERKRESSE

Zutaten für 250 ml Speiseöl

250 ml Rapsöl
25 g frische Meerrettichwurzel
5 g frische Kapuzinerkresseblüten und -blätter

Zubereitung:

- Den Meerrettich schälen und in 0,5 cm große Würfel zerschneiden. Blüten und Blätter der Kapuzinerkresse klein hacken und zusammen mit der Meerrettichwurzel in eine beschriftete Flasche geben.
- Die Wurzel, Blätter und Blüten mit dem Öl übergießen und für 4 Wochen bei Zimmertemperatur an einem dunklen Ort lagern. Täglich 2- bis 3-mal schütteln.

Zubereitungszeit: 15 Minuten

Zur Abwehr von bakteriellen Infekten. Kann für die Zubereitung kalter und warmer Speisen verwendet werden.

HUSTENSAFT BEI BAKTERIELLEN INFEKTEN MIT MEERRETTICH UND HONIG

Zutaten für 16–20 Portionen

1 Meerrettichwurzel
150 bis 200 g Honig

Zubereitung:

- Die Meerrettichwurzel aushöhlen und mit Honig befüllen.
- Die Meerrettichwurzel mit einem Handtuch bedecken, abstellen und 4 bis 5 Stunden ruhen lassen.
- Die mit Honig befüllte Meerrettichwurzel umstülpen und Honigsaft in einem beschrifteten Gläschen auffangen.

Zubereitungszeit: 20 Minuten, Ruhezeit: bis zu 5 Stunden.

Der Hustensaft aus Meerrettichwurzel hilft bei besonders hartnäckigem Husten und kann bei Harnwegsinfekten unterstützend eingesetzt werden. Täglich 2 Esslöffel Meerrettich-Hustensaft nach den Mahlzeiten einnehmen. Hustensaft mit Meerrettich am besten kurmäßig über einen Zeitraum von 4 bis 6 Wochen anwenden. Wegen der enthaltenen Senföle sollten Zubereitungen mit Meerrettichwurzel bei Anwendungen über 6 Wochen nur mit mehrtägigen Unterbrechungen eingesetzt werden.

KAPUZINERKRESSESALAT: SCHÄRFE MIT GENUSS

Zutaten für 2 Portionen:

30 g frische und junge Kapuzinerkresseblätter

Kapuzinerkresseblüten

2 Esslöffel Joghurt

2 Esslöffel Zitronensaft

½ Esslöffel Senf

2 kleine Mandarinen

10 g gehackte Walnüsse

Salz, Pfeffer und Zucker zum abschmecken

Zubereitung:

- Die Blätter waschen und in Streifen schneiden. Der Stiel kann ebenfalls verzehrt werden.
- Die Mandarinen schälen, von weißer Haut befreien und in kleine Stücke schneiden.
- Aus den restlichen Zutaten eine Marinade herstellen.
- Den Salat auf zwei Tellern anrichten, die Sauce über die Blätter geben und abschließend den Salat mit den Blüten dekorieren sowie die Walnüsse darüber streuen.

Zubereitungszeit: 15 Minuten

Würzig leckerer Salat. Kann auch mit anderen Salaten wie Endivie oder Kopfsalat kombiniert werden.

KAPUZINERKRESSEN-PESTO

Zutaten für 2 Portionen:

20 g Kapuzinerkresse (Blätter und Stängel)
2–4 Kapuzinerkresseblüten
20 g Pinienkerne
1 Knoblauchzehe
100 g Parmesan
3–4 EL Olivenöl
½ TL Salz

Zubereitung:

- Kapuzinerkresse waschen und zusammen mit Knoblauch und Parmesan grob zerkleinern.
- Zusammen mit den restlichen Zutaten in einen Mixer geben oder mit einem Pürierstab klein mixen.
- Olivenöl nach und nach hinzufügen, bis die gewünschte Konsistenz erreicht ist

Zubereitungszeit: 10 Minuten

Passt zu Pasta oder als Brotaufstrich.

BRUNNENKRESSE-SALAT FÜR JEDEN TAG

Zutaten für 2 Portionen:

70 g frische Brunnenkresse (ganzjährige Ernte möglich, Frühjahr am besten geeignet)
1 Frühlingszwiebel
1 Bund Radieschen
2 Mohrrüben
2 EL Essig
2 EL Speiseöl, z. B. Lein-, Perilla- oder Olivenöl
½ TL Gemüsebrühe ohne Geschmacksverstärker
Salz, Pfeffer

Zubereitung:

- Die Brunnenkresse unter kaltem Wasser gründlich abwaschen, dann Kraut abtropfen lassen und fein zerhacken.
- Die Frühlingszwiebel putzen und in Würfel zerhacken.
- Die Radieschen waschen, abtropfen, Stängel- und Wurzelansätze abschneiden und in Scheiben schneiden.
- Die Mohrrüben schälen und in sehr dünne Scheiben zerschneiden.
- In eine Salatschüssel den Essig, das Öl und die Gemüsebrühe geben und alles kräftig verrühren. Mit Salz und Pfeffer abschmecken.
- Salatzutaten dem Dressing untermischen und gut verrühren. Den Salat einige Minuten ziehen lassen und genießen.

Zubereitungszeit: 25 Minuten

Leckerer Salat für jeden Tag. Besonders gut bei Anfälligkeit für entzündliche Atemwegserkrankungen geeignet.

GURGELLÖSUNG MIT HAMAMELISBLÄTTERN BEI GEREIZTEN SCHLEIMHÄUTEN

Zutaten für 1 Portion:

2–3 g (2 TL) getrocknete Hamamelisblätter

Zubereitung:

- Die Hamamelisblätter lose oder in einem Teefilter in eine Tasse füllen und mit 150 ml kochend heißem Wasser überbrühen.
- Den Ansatz 15 Minuten zugedeckt ruhen lassen, dann die Blätter abseihen oder den Teefilter mit den Hamamelisblättern herausnehmen und abkühlen lassen.
- Mit dem erkalteten Extrakt ca. 1 Minute gurgeln, danach ausspucken.

Zubereitungszeit: 20 Minuten, 30–60 Minuten Ruhezeit

Bei Entzündungen im Bereich des Mundes und Rachens täglich 3–5-mal mit dem Auszug gurgeln.

KEIMHEMMENDE INHALATION MIT THYMIANÖL

Zutaten für 1 Portion:

7–10 Tropfen Thymianöl
1000 ml Wasser

Zubereitung:

- Heißes Wasser (nicht kochend) in eine größere Schüssel geben.
- Das Thymianöl hineintropfen.
- Ein Handtuch über den Kopf legen und die wohltuenden Dämpfe tief einatmen bis das Inhalat erkaltet.

Zubereitungszeit: 5 Minuten

Entspannt die Bronchialmuskulatur und löst festsitzenden Husten. Zudem hilft es bei einer Schnupfnase.

Tipp

Wer keine Zeit zum Inhalieren hat, träufelt 1 Tropfen des Thymianöls auf ein Taschentuch und riecht über den Tag verteilt immer wieder daran.

ANTIHUSTEN-TEE MIT THYMIAN

Zutaten für 1 Portion:

1 TL (1–2 g) getrocknetes Thymiankraut

Zubereitung:

- Das Thymiankraut lose oder in einem Teefilter in eine Tasse füllen und mit 150 ml kochend heißem Wasser überbrühen.
- Den Ansatz 5 Minuten zugedeckt ruhen lassen, dann das Kraut abseihen oder den Teefilter mit dem Thymiankraut herausnehmen und den Tee in kleinen Schlucken trinken.

Zubereitungszeit: 10 Minuten

Bei Erkältungshusten und Entzündungen der Atemwege täglich 3–4 Tassen Antihusten-Tee mit Thymiankraut trinken.

WOHLTUENDES BAD MIT THYMIANKRAUT

Zutaten für 1 Vollbad

500 g getrocknetes Thymiankraut
4 Liter Wasser
80 Liter Wasser für die Badewanne

Zubereitung

- Das Thymiankraut in einen großen Topf füllen und mit dem kochend heißen Wasser überbrühen.
- Den Topf zudecken und den Auszug 10 Minuten ziehen lassen. Parallel Wasser in die Badewanne einlaufen lassen.
- Das Kraut abseihen und den wässrigen Extrakt dem Badewasser hinzufügen.

Zubereitungszeit: 15 Minuten

Erleichtert das Durchatmen und entspannt die Atemwege. Bei Bedarf bei 35–38 °C für 10–20 Minuten im Vollbad baden.

PROPOLISTINKTUR BEI GEREIZTEN SCHLEIMHÄUTEN UND HALSWEH

Zutaten für 8–20 Portionen

50 g Propolis
100 ml hochprozentiger Alkohol (mind. 50 %)

Zubereitung:

- Das Propolis zerkleinern, in eine beschriftete Braunglasflasche geben und mit Alkohol auffüllen.
- Den Ansatz verschließen und 3–4 Wochen ausziehen lassen. Täglich schütteln.
- Das Harz durch ein feines Sieb abfiltern, danach die Tinktur zurück in die Flasche füllen. Maximal 1 Jahr aufbewahren.

Zubereitungszeit für den Ansatz: 10 Minuten

Bei gereizten Schleimhäuten 10–20 Tropfen in wenig lauwarmes Wasser träufeln und damit mehrmals täglich den Mund spülen oder bei Halsweh gurgeln.

Stille und akute Entzündungen stoppen

Entzündungshemmende Heilpflanzen sind aktive Helfer, die das Immunsystem entlasten. Sie fördern die Abheilung von Krankheiten oder lindern die Beschwerden. Dadurch kann sich das Immunsystem besser auf seine Aufgaben konzentrieren und Krankheitskeime bekämpfen.

SCHNUPFEN UND FIEBERTEEMISCHUNG

Zutaten für 30 Portionen:

20 g Holunderblüten

20 g Lindenblüten

20 g Mädesüßblüten

10 g Kamillenblüten

10 g Thymiankraut

Zubereitung:

- Alle Zutaten vermischen und den Vorrat für die 30 Portionen in einer beschrifteten Teedose aufbewahren.
- Für 1 Teeportion 1 gehäuften TL der Mischung pur oder in einem Teesieb mit 150 ml heißem Wasser übergießen. 10 Minuten zugedeckt ziehen lassen, dann abseihen oder Teesieb entfernen.

Zubereitungszeit für 1 Portion: 12–15 Minuten

Bei den ersten Anzeichen eines Schnupfens anwenden oder zur Unterstützung der Abheilung von Schnupfen und Erkältungen. Sie können die Teemischung zu Hause selbst herstellen oder in einer Apotheke anfertigen lassen. Täglich 1–3 Tassen des Tees trinken.

Achtung

Übersteigt die Körpertemperatur 39 °C sollten Sie in jedem Fall eine Ärztin oder einen Arzt aufsuchen. Gleiches gilt, wenn sich die Symptome innerhalb von 3–4 Tagen nicht bessern. Kommt es zu einer Verschlechterung des Allgemeinzustands sollte umgehend medizinische Hilfe in Anspruch genommen werden.

MÄDESÜSSMILCH BEI GELENKSCHMERZEN

Zutaten für 1 Portion:

200 ml Milch oder Pflanzendrink
200 ml Wasser
0,5 g getrocknetes und gepulvertes Mädesüßkraut

Zubereitung:

- Milch oder Pflanzendrink zusammen mit Wasser und gepulvertem Mädesüßkraut in einem Topf vermischen und kurz aufkochen.
- Die Hitze herabsetzen und den Ansatz 10 Minuten ohne Deckel köcheln lassen, damit die Flüssigkeit verdampfen kann.
- Das Kraut durch einen Tee- oder Kaffeefilter absieben.

Zubereitungszeit: 15 Minuten

Bei den ersten Anzeichen von Gelenkschmerzen anwenden. Kann auch zur Unterstützung der Schmerzsymptome bei Dauerschmerz getrunken werden. Täglich 1–3 Tassen Mädesüßmilch trinken.

ANTIFIEBER-TEE MIT MÄDESÜSS

Zutaten für 1 Portion:

1–2 TL (2,5 g) getrocknete Mädesüßblüten

Zubereitung:

- Die Mädesüßblüten lose oder in einem Teefilter in eine Tasse füllen und mit 150 ml kochend heißem Wasser überbrühen.
- Den Ansatz 10 Minuten zugedeckt ruhen lassen, dann die Blüten abseihen oder den Teefilter mit den Mädesüßblüten herausnehmen und den Tee in kleinen Schlucken trinken.

Zubereitungszeit: 12 Minuten

Bei Erkältungen mit leichtem Fieber, Kopf- und Gliederschmerzen täglich 2–3 Tassen Antifieber-Tee mit Mädesüßblüten trinken.

ZUR RUHE KOMMEN MIT MELISSENTEE

Zutaten für 1 Portion:

2 TL (2,5 g) frische oder 1 TL (1,5 g) getrocknete Melissenblätter

Zubereitung:

- Die Melissenblätter lose oder in einem Teefilter in eine Tasse füllen und mit 150 ml kochend heißem Wasser überbrühen.
- Den Ansatz 10 Minuten zugedeckt ruhen lassen, dann die Blätter abseihen oder den Teefilter mit den Melissenblättern herausnehmen und den Tee in kleinen Schlucken trinken.

Zubereitungszeit: 12 Minuten

Für mehr Entspannung und innere Ruhe täglich 2–3 Tassen Melissentee trinken.

ANTI-STRESS-MILCH MIT MELISSE UND SCHLAFBEERE

Zutaten für 1 Portion:

200 ml Milch oder Pflanzendrink
200 ml Wasser
2 g Schlafbeerenwurzelpulver
2 g getrocknete Melissenblätter

Zubereitung:

- Milch oder Pflanzendrink zusammen mit Wasser und Schlafbeerenwurzelpulver in einem Topf vermischen und kurz aufkochen.
- Die Hitze herabsetzen und den Ansatz 10 Minuten ohne Deckel köcheln lassen, damit die Flüssigkeit verdampfen kann.
- Die Melissenblätter dazugeben und die Kräutermilch für weitere 10 Minuten köcheln lassen.
- Das Wurzelpulver und die Blätter durch einen Tee- oder Kaffeefilter absieben.

Zubereitungszeit: 25 Minuten

Für eine entspannte Nachtruhe und als Stärkung für den Tag täglich vor dem Schlafengehen 1 Tasse Kräutermilch trinken.

Tipp

Vorgezogene Melissenpflanzen oder Melissensamen erhalten Sie in jeder gut sortierten Gartenfachhandlung. Das Kraut mit dem frischen Zitronenduft gedeiht in Blumentöpfen und in Beeten an halbschattigen Standorten.

SCHNUPFEN LINDERN MIT EISENKRAUTTEE

Zutaten für 1 Portion:

1 TL (1,5 g) getrocknetes Eisenkraut

Zubereitung:

- Das Eisenkraut lose oder in einem Teefilter in eine Tasse füllen und mit 150 ml kochend heißem Wasser überbrühen.
- Den Ansatz 5–10 Minuten zugedeckt ruhen lassen, dann das Kraut herausnehmen und den Tee in kleinen Schlucken trinken.

Zubereitungszeit: 12 Minuten

Zur Entzündungslinderung im Mund- und Rachenraum täglich 2–3 Tassen Eisenkrauttee trinken.

ANTI-BRONCHITIS-INHALATION MIT EUKALYPTUS

Zutaten für 1 Portion:

5–8 Tropfen Eukalyptusöl
300 ml Wasser

Zubereitung:

- Heißes Wasser (nicht kochend) in eine größere Schüssel geben.
- Das Eukalyptusöl hineintropfen.
- Ein Handtuch über den Kopf legen und die wohltuenden Dämpfe tief einatmen bis das Inhalat erkaltet.

Zubereitungszeit: 5 Minuten

Lindert Entzündungen der Atemwege und löst festsitzenden Husten. Zudem hilft es bei einer Schnupfnase.

TEILBAD MIT HAMAMELISBLÄTTERN BEI JUCKENDEN HAUTENTZÜNDUNGEN

Zutaten für 1 Teilbad

10 g Hamamelisblätter
400 ml Wasser
20 l Wasser
1 Babybadewanne oder ähnliches Gefäß für Teilbad

Zubereitung

- Die Hamamelisblätter in einen Topf füllen und mit dem kochend heißen Wasser überbrühen.
- Den Topf zudecken und den Auszug 20 Minuten ziehen lassen. Parallel Wasser in die Wanne einlaufen lassen, bis sie halbvoll ist.
- Die Blätter abseihen und den wässrigen Extrakt dem Badewasser hinzufügen.

Zubereitungszeit: 25 Minuten

Eignet sich bei schmerzhaften und juckenden Entzündungen der Haut. Betroffene Körperpartie, z. B. Arme oder Füße bei 35–38 °C für etwa 15 Minuten baden.

Tipp

Bei juckenden Hautentzündungen im Genitalbereich kann das Teilbad auch in einer Badewanne zubereitet werden. Dazu erhöht man die Menge des Teilbades auf 15 g Hamamelisblätter und 1 l Wasser als Auszugsmittel, sowie 40 l Wasser für die Badewanne.

HEILUNGSFÖRDERNDE WASCHUNG MIT HAMAMELISRINDE

Zutaten für 1 Waschung

2 g Hamamelisrinde
500 ml Wasser

Zubereitung

- Die Hamamelisrinde in einen Topf geben und mit dem kochend heißen Wasser übergießen.
- Den Topf zudecken und den Auszug 20 Minuten ziehen lassen. Danach die Rinde abseihen und den Auszug so lange abkühlen lassen, bis er lauwarm ist.

Zubereitungszeit: 25 Minuten

Mildert akute Entzündungszeichen der Haut ab und lindert den Schmerz. Bei kleinen Entzündungen, z. B. bei einem Insektenstich, bei Sonnenbrand oder aufflammenden Entzündungen an schwer zugänglichen Körperpartien (Gesicht, Hals) den Extrakt auf die Hautstelle auftragen. Dazu einen Waschlappen oder ein kleines Handtuch im Extrakt tränken, auswringen und auf die Hautstelle legen. Die Extrakte 15 Minuten einwirken lassen und bei Bedarf mehrmals täglich wiederholen.

GURGELLÖSUNG MIT KAMILLENBLÜTEN BEI ENTZÜNDETEN SCHLEIMHÄUTEN UND HALSWEH

Zutaten für 1 Portion:

2–3 g (2 TL) getrocknete Kamillenblüten

Zubereitung:

- Die Kamillenblüten lose oder in einem Teefilter in eine Tasse füllen und mit 100 ml kochend heißem Wasser überbrühen.
- Den Ansatz 15 Minuten zugedeckt ruhen lassen, dann die Blüten herausnehmen und den Extrakt abkühlen lassen.
- Mit dem erkalteten Extrakt ca. 1 Minute gurgeln, danach ausspucken.

Zubereitungszeit: 20 Minuten, 30–60 Minuten Ruhezeit

Bei wunden Schleimhäuten und Halsweh täglich 3–5-mal mit dem Auszug gurgeln.

ZISTROSENPINSELUNG BEI ENTZÜNDUNGEN IM MUND UND RACHEN

Zutaten für 1 Tagesportion:

2 g getrocknetes Zistrosenkraut
150 ml demineralisiertes Wasser

Zubereitung:

- Das Zistrosenkraut in einem Teefilter in eine Tasse geben und mit dem kochend heißen Wasser überbrühen.
- Den Ansatz 5 Minuten zugedeckt ruhen lassen, dann den Teefilter mit dem Zistrosenkraut herausnehmen.
- Ein Wattestäbchen oder einen Pinsel in dem Extrakt tränken und dann auf die Stelle auftragen. Wegen des direkten Kontakts mit der Haut das Wattestäbchen entsorgen oder den Pinsel in eine alkoholische Lösung stellen.

Zubereitungszeit: 12 Minute

Fördert die Abheilung von Entzündungen im Mund und Rachen z. B. bei Schleimhautentzündungen und Aphten. Die entzündete Stelle täglich 5–6-mal mit dem Sud bepinseln. Am Ende des Tages Reste der Zistrosenpinselung vernichten.

Körperzellen schützen

Um die Körperzellen gesund und geschützt zu halten, braucht die Erbsubstanz Schutz. Viele Heilpflanzen für ein starkes Immunsystem haben antioxidative Wirkungen und schützen die Köperzellen dadurch vor Schädigungen durch freie Radikale. Das trägt zu einer guten Gesundheit bis ins hohe Alter bei.

ARONIA-PORRIDGE

Zutaten für 1 Portion:

3 EL Haferflocken, fein
150 ml Wasser
10 g getrocknete Aroniabeeren
100 g frisches Beerenobst, z. B. Himbeeren oder Heidelbeeren
150 g Naturjoghurt oder Pflanzenjoghurt
1 EL Flohsamen

Zubereitung:

- Die Haferflocken zusammen mit dem Wasser und den getrockneten Aroniabeeren in einem Topf unter ständigem Rühren zum Kochen bringen. Nach einer Minute vom Herd und 3–5 Minuten quellen lassen.
- Den Naturjoghurt auf einen tiefen Teller geben und mit dem noch warmen Porridge verrühren. Die Beeren unterrühren
- Das Porridge mit den Flohsamen bestreuen und warm genießen.

Zubereitungszeit: 10 Minuten

Für einen zellgesunden Start in den Tag.

ARONIAQUARK

Zutaten (für 4 Portionen):

500 g Quark, Magerstufe
100 g Aroniasaft
200 g Beerenobst, z. B. Heidelbeeren, Brombeeren oder Johannisbeeren
Pfefferminze zum Garnieren

Zubereitung:

- Den Magerquark mit dem Aroniasaft verrühren.
- Die Hälfte vom Beerenobst in ein hohes Gefäß geben und mit einem Pürierstab fein pürieren.
- Den Aroniaquark in Schälchen füllen und mit den restlichen Beeren und Pfefferminzblättern garnieren.

Zubereitungszeit: 10 Minuten

Eignet sich als Nachspeise oder als Zwischenmahlzeit. Zusammen mit Hafer- oder Dinkelflocken sowie Nüssen und Kernen wird der Aroniaquark zu einem leckeren Müsli.

PFLEGENDES BAD MIT HAMAMELISRINDE

Zutaten für 1 Vollbad

20 g Hamamelisrinde
1 Liter Wasser
80 Liter Wasser für die Badewanne

Zubereitung

- Die Hamamelisrinde in einen Topf füllen und mit einem Liter kochend heißem Wasser überbrühen.
- Den Topf zudecken und den Auszug 20 Minuten ziehen lassen. Parallel Wasser in die Badewanne einlaufen lassen.
- Die Rinde abseihen und den wässrigen Extrakt dem Badewasser hinzufügen.

Zubereitungszeit: 25 Minuten

Lindert die Entzündungszeichen gereizter Haut, mildert Juckreiz ab und fördert die Wundheilung. Bei Bedarf bei 35–38 °C für etwa 15 Minuten im Vollbad baden.

VERJÜNGUNGS-TEE MIT SCHLAFBEERE

Zutaten für 1 Portion:

1 TL (2 g) gepulverte Schlafbeerenwurzel

Zubereitung:

- Die Schlafbeerenwurzel lose oder in einem Teefilter in eine Tasse füllen und mit 250 ml kaltem Wasser übergießen.
- Den Tee zum Kochen bringen, dann die Hitze drosseln, bis die Mischung nicht mehr kocht.
- Den Ansatz 15 Minuten zugedeckt ruhen lassen, dann die Wurzel abseihen oder den Teefilter mit den Schlafbeerenwurzel herausnehmen und den Tee in kleinen Schlucken trinken.

Zubereitungszeit: 20 Minuten

Für die Erneuerung der roten Blutkörperchen täglich 2–3 Tassen Verjüngungs-Tee mit Schlafbeere trinken.

VITALTEE MIT SANDDORN

Zutaten für 1 Portion:

1 TL (2 g) getrocknete Sanddornbeeren

Zubereitung:

- Die Sanddornbeeren lose oder in einem Teefilter in eine Tasse füllen und mit 150 ml kaltem Wasser ansetzen.
- Den Tee zum Kochen bringen, dann die Hitze drosseln, bis die Mischung nicht mehr kocht.
- Den Ansatz 10 Minuten zugedeckt ruhen lassen, dann den Sanddorn herausnehmen und den Tee in kleinen Schlucken trinken.

Zubereitungszeit: 15 Minuten

Vitamin-C-reicher Tee für geschützte Körperzellen. Täglich 2–4 Tassen des Sanddornfrüchte-Tees trinken.

FRÜHSTÜCKSMÜSLI MIT LEINSAMEN UND SANDDORNSAFT

Zutaten für 1 Portion

45 g (3 Esslöffel) Haferflocken
15 g (1 Esslöffel) ganze oder geschrotete Leinsamen
200 Soja-, Lupinen oder Kuhmilch-Joghurt
125 g Heidelbeeren
1 EL Sanddornsaft
eventuell etwas Wasser

Zubereitung

- Die Haferflocken, den Joghurt, das Obst in die Müslischale geben und alles verrühren. Wenn die Mischung zu fest ist, etwas Wasser hinzufügen.
- Die Leinsamen darüber streuen.

Zubereitungszeit: 5 Minuten

Genießen Sie das Müsli zum Frühstück zu Hause, bei der Arbeit oder unterwegs. Die Leinsamen quellen wegen des milchfreien Soja-Joghurts im Magen optimal auf. Bitte trinken Sie nach dem Frühstücksmüsli ein Glas Wasser nach.

Tipp

Sie können auch ein anderes Pflanzen-Getränk, zum Beispiel aus Mandeln, Soja oder Haselnuss verwenden. Auch pflanzlicher Joghurt etwa aus Lupinen schmeckt lecker. Selbstverständlich können Sie Obstsorten ebenfalls je nach Belieben, Verträglichkeit und saisonaler Verfügbarkeit austauschen.

Literatur und Quellen

Aicher, B., Gund, H-J. & Schutz, A. (2001): Eleutherococcus senticosus: Therapie bei akuten grippalen Infekten. Pharmazeutische Zeitung 41. https://www.pharmazeutische-zeitung.de/inhalt-41-2001/titel-41-2001/. Zugriff am 18.11.2020.

Barton, D., Liu, H., Dakhil, S. et al. (2013): Wisconsin Ginseng (Panax quinquefolius) to improve cancer-related fatigue: a randomized, double-blind trial, N07C2. J Natl Cancer Inst. 105(16):1230-8. doi: 10.1093/jnci/djt181. Zugriff am 25.11.2020.

BGA/BfArM (Kommission E) (1990): Nasturtii herba (Brunnenkressekraut). https://buecher.heilpflanzen-welt.de/BGA-Kommission-E-Monographien/nasturtii-herba-brunnenkressekraut.htm. Zugriff am 22.10.2020.

Bundesinstitut für Risikobewertung (BfR): Klenow, S., Latté, K., Wegewitz, U. et al. (Hrsg.) (2012): Risikobewertung von Pflanzen und pflanzlichen Zubereitungen. Berlin.

Deutsche Gesellschaft für Ernährung (DGE) (2020): Referenzwerte. Vitamin C / . https://www.dge.de/wissenschaft/referenzwerte/, Zugriff am 22.10.2020.

Dimitrov, S., Lange, T., Gouttefangeas, C., et al. (2019): Gas-coupled receptor signaling and sleep regulate integrin activation of human antigen-specific T cells. J Exp Med 216(3):517-526. doi.org/10.1084/jem.20181169. Zugriff am 19.11.2020.

European Food Safety Authority (EFSA) (2009): Scientific Option on the substantiation of health claims related to Armoracia rusticana P. Gaertn. and improvent of diuretic function. 7(9):1282. https://efsa.onlinelibrary.wiley.com/doi/pdf/10.2903/j.efsa.2009.1282. Zugriff am 24.11.2020.

European Medicines Agency (EMA):
(2014) Assessment report on Eucalyptus globulus Labill., Eucalyptus polybractea R.T. Baker and/or Eucalyptus smithii R.T. Baker, aetheroleum//

(2011) Assessment report on *Filipendula ulmaria* (L.) Maxim., herba and Filipendula ulmaria (L.) Maxim., flos//

(2015) Assessment report on Matricaria recutita L., flos and Matricaria recutita L., aetheroleum//

(2013) Assessment report on Melissa officinalis L., folium//

(2014) Assessment report on Panax ginseng C.A. Meyer, radix//

(2011) Assessment report on Rhodiola rosea L., rhizome et radix//

(2013) Assessment report on *Sambucus nigra* L., fructus//

(2013) Assessment report on Thymus vulgaris L., vulgaris zygis L., herba// https://www.ema.europa.eu. Zugriff am 14.10.2020.

European Medicines Agency (EMA):
(2014) Community herbal monograph on Eleutherococcus senticosus (Rupr. et Maxim.) Maxim., radix //

(2011) Community herbal monograph on Filipendula ulmaria (l.) Maxim., herba//

(2019) Community herbal monograph on Hamamelis virginiana L., cortex//

(2019) Community herbal monograph on Hamamelis virginiana L., folium//

(2013) Community herbal monograph on Melissa officinalis L., folium//

(2014) Community herbal monograph on Panax ginseng C.A.Meyer, radix//

(2013) Community herbal monograph on Thymus vulgaris L. and Thymus zygis L., herba//

(2018) European Union herbal monograph on Echinacea pallida (Nutt.) Nutt., radix //

(2015) European Union herbal monograph on Echinacea purpurea (L.) Moench, herba recens//

(2015) European Union herbal monograph on Matricaria recutita L., flos //

(2019) European Union herbal monograph on Thymus vulgaris L., Thymus zygis L., aetheroleum //

https://www.ema.europa.eu. Zugriff am 24.07.2020.

European Medicines Agency (EMA) (2019): Pelargonium root: *Pelargonium sidoides* DC and/or *Pelargonium reniforme* Curt., radix. https://www.ema.europa. eu/en/documents/herbal-summary/pelargonium-root-summary-public_en.pdf. Zugriff am 18.11.2020.

Faller, A. & Schünke, M. (Hrsg.) (2016): Der Körper des Menschen. 19. Aufl. Thieme Verlag. Stuttgart.

Fernándes-Bañares, F., Hinojosa J., Sánchez-Lombraña, J. (1999): Randomized clinical trial of Plantago ovata seeds (dietary fiber) as compared with mesalamine in maintaining remission in ulcerative colitis. Spanish Group for the Study of Crohn's Disease and Ulcerative Colitis (GETECCU). Am J Gatroenterol 94(2):427-433. doi: 10.1111/j.1572-0241.1999.872_a.x. Zugriff am 06.10.2020.

García-Flores, L., Medina, S., Gómez, C. (2018): Aronia-citrus juice (polyphenol-rich juice) intake and elite triathlon training: a lipidomic approach using representative oxylipins in urine. Food Funct 9(1):463-475. doi: 10.1039/ c7fo01409k. Zugriff am 20.09.2020.

Gießen, H. (2003). 75 Jahre Penicillin. Pharmazeutische Zeitung.

Goos, K., Albrecht, U. & Schneider, B. (2007): Aktuelle Untersuchungen zur Wirksamkeit und Verträglichkeit eines pflanzlichen Arzneimittels mit Kapuzinerkressekraut und Meerrettich bei akuter Sinusitis, akuter Bronchitis und akuter Blasenentzündung bei Kindern im Vergleich zu anderen Antibiotika. Arzneimittelforschung 57(4):238-46.

Grawish, M., Anees, M., Elsabaa, H. et al. (2016): Short-term effects of Verbena officinalis Linn decoction on patients suffering from chronic generalized gingivitis: Double-blind randomized controlled multicenter clinical trial. Quintessence Int 47(6):491-8. doi: 10.3290/j.qi.a35521.

Helmholtz Zentrum München (2016): Extrakte aus der Zistrose: Antivirale Aktivität gegen HIV und Ebolaviren in Zellkulturen. https://www.helmholtz-muenchen.de/aktuelles/uebersicht/pressemitteilungnews/article/32074/index.html. Zugriff am 26.10.2020.

Heseker, B. & Heseker, H. (2007): Nährstoffe in Lebensmitteln. 3. Aufl. Umschau Zeitschriftenverlag Sulzbach im Taunus.

Kaushik, M., Kaul, S., Wadhwa, R. et al. (2017): Triethylene glycol, an active component of Ashwagandha (Withania somnifera) leaves, is responsible for sleep induction. PLoS One 12(2). doi: 10.1371/journal.pone.0172508. Zugriff am 19.11.2020.

Kleinwächter, M. (2007): Pflanzenbiologisch-biochemische Grundlagen zur pharmazeutischen Nutzung der Kapuzinerkresse (Tropaeolum majus L.). Dissertation an der Fakultät für Lebensmittelwissenschaft der Technischen Universität Carolo-Wilhelmina zu Braunschweig. Braunschweig.

Kubica, P., Szopa, A., Dominiak, J. et al. (2020): Verbena officinalis (Common Vervain) – A Review on the Investigations of This Medicinally Important Plant Species. Planta Med. doi: 10.1055/a-1232-5758.

Macho, B., Reiselhuber-Schmölzer, S. & Schiller, M. (2010): Gesundheit & Wohlbefinden – gepflückt und gesammelt von Mutter Natur. Novum Pro Verlag. Berlin.

Madaus, G. (1979): Lehrbuch der biologischen Heilmittel – Band 3, Nachdruck der Ausgabe 1938: Olms Verlag. Leipzig.

Max-Rubner-Institut (2020): Aroniabeeren und Aroniasaft. https://www.mri.bund.de/de/institute/lebensmittel-und-bioverfahrenstechnik/forschungsprojekte/bioaktivepflanzenstoffe/aronia/?sword_list %5b0 %5d=aronia. Zugriff am 20.09.2020.

Misfeldt C. (2007): Gesundheitsfördernde Inhaltsstoffe der Aronia melanocarpa. Diplomarbeit. Hochschule für Angewandte Wissenschaften Hamburg.

Mishra, K., Chanda, S., Karan, D. et al. (2008): Effect of Seabuckthorn (Hippophae rhamnoides) Flavone on Immune System: an In-Vitro Approach.

Phytotherapy Research 22(11):1490-5. doi: 10.1002/ptr.2518. Zugriff am 19.11.2020.

Mishra, L., Singh, B. & Dagenais, S. (2000): Scientific basis for the therapeutic use of Withania somnifera (ashwagandha): a review. Altern Med Rev. 5(4):334-46. https://pubmed.ncbi.nlm.nih.gov/10956379/. Zugriff am 19.11.2020.

Panossia, A., Wikmann, G. & Sarris, J. (2010): Rosenroot (Rhodiola rosea): traditional use, chemical composition, pharmacology and clinical efficacy. Phytomedicine 10:481-93.

Rahmani, J., Clark, C., Varkaneh, HK. et al. (2019): The effect of Aronia consumption on lipid profile, blood pressure, and biomarkers of inflammation: A systematic review and meta-analysis of randomized controlled trials. Phytother Res 33(08):1981-90. doi: 10.1002/ptr.6398. Zugriff am 30.09.2020.

Rebensburg, S., Helfer, M., Schneider, M. et al. (2016): Potent *in vitro* antiviral activity of *Cistus incanus* extract against HIV and Filoviruses targets viral envelope proteins. Scientific Reports. Doi: 10.1038/srep20394. Zugriff am 26.10.2020.

Roth, D., Fang, L., Stolz, D. et al. (2019): Pelargonium sidoides radix extract EPs 7630 reduces rhinovirus infection through modulation of viral binding proteins on human bronchial epithelial cells. PLoS One 14(2). doi: 10.1371/journal.pone.0210702.

Sadava, D. et al. (2011): Purves Biologie. 11. Auflage, Spektrum Akademischer Verlag. Heidelberg.

Schwarz, P. (2018): Diabetes und Prävention – Dem Diabetes davonlaufen. CME-Verlag. Bruchhausen.

See, D., Broumand, N., Sahl, L. et al. (1997): In vitro effects of echinacea and ginseng on natural killer and antibody-dependent cell cytotoxicity in healthy subjects and chronic fatigue syndrome or acquired immunodeficiency syndrome patients. Immunopharmacology 35(3):229-35. doi: 10.1016/s0162-3109(96)00125-7. Zugriff am 25.11.2020.

Sforcin, J. (2007): Propolis and the immune system: a review. J Ethnopharmacol 113(1):1-14. doi: 10.1016/j.jep.2007.05.012. Zugriff am 24.11.2020.

Somayeh, S., Behzadfar, F., Jahani, D. et al. (2017): Antioxidant and anti-inflammatory effects of Nasturtium officinale involved in attenuation of gentamicin-induced nephrotoxicity. Toxicol Mech Methods 27:107-114. doi: 10.1080/15376516.2016.1258748. Zugriff am 21.10.2020.

Störing, L., Giesen, S., Werner, G. (2018): Aronia – ein „Superfood"?. Ernährung im Fokus 246-50. https://www.bzfe.de/_data/files/eif_180708_gesamt_aronia.pdf. Zugriff am 20.09.2020.

Watzl, B., Briviba, K., Rechkemmer, G. (2002): Anthocyane. Ernährungs-Umschau 49:148-50.

Weltgesundheitsorganisation (WHO) (1999): WHO monographs on selected medicinal plants. Vol. 1. Genf.

Abkürzungsverzeichnis

Abkürzung	Langfassung
AMG	Arzneimittelgesetz
EbM	Evidenzbasierte Medizin
EMA	European Medicines Agency (Europäische Arzneimittel-Agentur)
ESCOP	Europäische Dachverband der Gesellschaften für Phytotherape
EU	Europäische Kommission
HMPC	Ausschuss für pflanzliche Arzneimittel (engl.: Herbal Medicinal Product Committee)
WHO	Weltgesundheitsorganisation

Über die Autorin

Dr. rer. medic. Nadine Berling (geb. 1976) absolvierte das Studium der Ökotrophologie in Osnabrück und Kathmandu (Nepal) von 2000 bis 2004, nachdem sie mehrere Jahre in der pharmazeutischen Branche tätig war. Zwischen 2005 und 2008 promovierte sie in theoretischer Medizin über Heilpflanzen in der Tibetischen Medizin an der Humboldt Universität zu Berlin. Die Durchführung ihrer Forschungstätigkeit erfolgte in Nord-Indien und Nepal. Seit 2008 arbeitet Nadine Berling als Autorin zu Ernährung, Medizin und Heilpflanzen. Ihre Fachbücher, Patientenratgeber und Artikel werden international gelesen und in andere Sprachen übersetzt.

Parallel arbeitet Nadine Berling als zertifizierte Ernährungstherapeutin (VFED). In der Einzeltherapie unterstützt sie Menschen mit essgestörtem Verhalten, Autoimmunerkrankungen, Lebensmittelallergien und Unverträglichkeiten gegenüber Nahrungsmitteln. Ihr Wissen gibt sie im Rahmen von Vorträgen und Seminaren an Ernährungsfachkräfte, Mediziner*innen und andere Berufsgruppen aus Medizin und Pflege weiter.

Printed in Poland
by Amazon Fulfillment
Poland Sp. z o.o., Wrocław